박연이 원장의

요실금
완전정복가이드

박연이 원장의

요실금
완전정복가이드

펴낸날 2020년 11월 6일

지은이 박연이
펴낸이 주계수 | **편집책임** 이슬기 | **꾸민이** 김소은

펴낸곳 밥북 | **출판등록** 제 2014-000085 호
주소 서울시 마포구 양화로 59 화승리버스텔 303호
전화 02-6925-0370 | **팩스** 02-6925-0380
홈페이지 www.bobbook.co.kr | **이메일** bobbook@hanmail.net

© 박연이, 2020.
ISBN 979-11-5858-725-3 (03510)

※ 이 도서의 국립중앙도서관 출판시도서목록(CIP)은 e-CIP 홈페이지(http://www.nl.go.kr/
cip)에서 이용하실 수 있습니다. (CIP 2020045320)

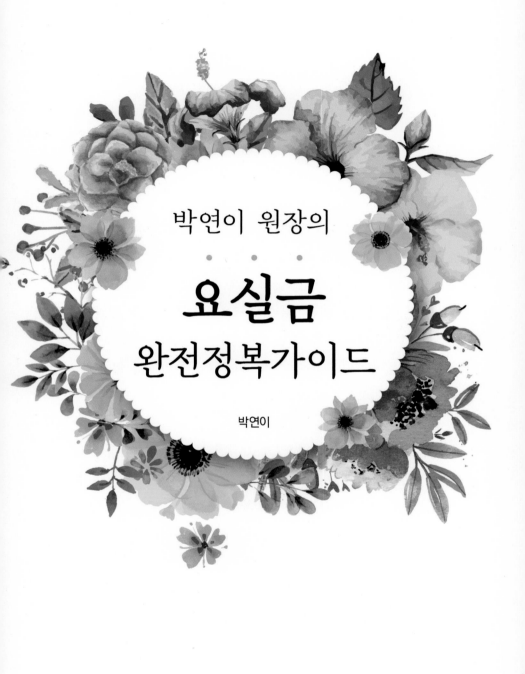

박연이 원장의

요실금
완전정복가이드

박연이

30년간 임상경험으로 풀어낸 여성 요실금 이야기

'강동미즈병원'이라는 이름에는 나의 진료 철학과 경험이 담겨 있다. 30여 년간, 수많은 여성 환자들의 아픔을 공유하고 이들에게 가장 필요한 것이 무엇인가를 고민한 끝에 나온 이름이기 때문이다. 여성이기에 겪을 수밖에 없는 병증이 수없이 많은데, '여성을 위한 병원'이라고는 산부인과 하나를 제외하고는 딱히 찾아볼 수 없는 현실에서, 여성 누구나 마음 편히 이용하는 여성의, 여성에 의한, 여성을 위한 병원이라는 나름의 철학으로 강동미즈병원을 개원하였다.

사람보다 병의 연구를 기반으로 해왔던 현대 의학은 어쩔 수 없이 여성 질병에 무지했고, 같은 질병이라도 남성과 여성 간의 차이 또한 구체적으로 다루어 오지 않았다. 의사가 아닌 이상 일반인들은 요실금이 생겨도 늙어가는 수순이려니 하며 병을 받아들이고 살게 된다. 병원에 가려고 해도 내과를 가야 하는지, 비뇨기과를 가야 하는지 고민을 한다. 설령 산부인과를 찾으려 마음을 먹었다고 해도 인식이 영 좋지 않아 주변의 시선을 살피는 사람이 대다수였다.

그래서 '미즈, 여성'을 위한 병원임을 강조할 필요가 있었다. 물론 2020년에 와서는 산부인과에 대한 인식도 어느 정도 열려가는 추세다. 이러한 변화에는 그간 여성의학과 의료진들의 노력과 수고가 깃들어있다. 필자 역시 '강동미즈병원'을 여성 환자가 당당하게 방문할 수 있는 공간, 사회적 시선이나 개인의 부끄러움보다 각자의 건강을 더욱 소중히 할 수 있는 공간으로 만들고 싶었다.

환자의 상태를 통찰할 수 있는 종합적인 판단력과 혜안은 의사의 기본적인 덕목이다. 이를 위해 다방면의 지식과 경험을 섭렵해야 한다. 자신만의 아집에 갇혀서는 진정으로 환자의 몸을 들여다볼 수 없다. 이러한 자세를 30년간 유지하며 진료를 하다 보면, 어느 임상경험이나 어느 환자 하나라도 소중하지 않을 수가 없다.

환자들과의 관계 역시 나에게는 한 분 한 분이 소중하다. 기계적인 진료로 스쳐 지나가는 의사라기보다는 오랫동안 동행하며 환자와 그

가족의 평생 주치의처럼 남고 싶다. 우리 병원을 찾은 한 산모가 아기를 낳고, 그 아이가 자라 달거리를 할 시기가 되면 다시 우리 병원을 찾는, 그런 병원이 되어 엄마와 아이가 손잡고 방문할 수 있는 병원이 되기를 바란다. 내 손으로 받은 아기가 아장아장 걸어 엄마 손을 잡고 병원을 방문하는 것만큼 보람찬 일도 없다. 한 사람과의 인연은 한 사람으로 그치는 법이 없다. 여성의 일생을 함께하며 건강을 유지할 수 있도록 도울 수 있다면 나로서는 그만한 영광도 없을 것이다.

현재 '강동미즈병원'에는 내가 초보이던 시절부터 함께 인연을 맺어온 환자분들도 적지 않다. 아이는 숙녀가 되고, 엄마는 할머니가 되어 각종 검진을 올 때면 또 반가운 마음에 더욱 살갑게 대해드리곤 한다. 때로는 전화로 궁금한 점을 수시로 묻는 분들도 있다. 문의 내용도 요실금 치료에만 국한되는 것이 아니다. 어떨 때는 건강식품을 먹어도 도움되는지 물어보는 분들도 있고, 어떤 분들은 가족력이 있는데 요실금을 예방하는 방법은 없을까 물어오기도 한다. 나는 알고 있는 선에서 항상 충실히 대답해드릴 뿐이다.

환자분들 가운데 요실금 증상으로 특히나 고통받았던 분들은 예방법과 치료법, 건강 유지법을 아예 꼼꼼히 적어가곤 한다. 그리고는 재방문 때 "역시 선생님이세요!" 하며 기뻐하는 모습을 보여준다. 그럴 때는 나로서도 크게 자부심이 들곤 한다. 지금도 마음이 느슨해질 것 같을 때는 그 말씀을 떠올리며 초심으로 돌아가고자 항상 노력한다.

이 책은 어떠한 여성 질환보다도 '여성 요실금'에 초점을 맞추고 쓰게 되었다. 환자분들을 돕고 싶다는 마음에서, 예방과 자가진단을 중심으로 쓰되, 병원에 방문해서 받을 수 있는 치료 또한 상세히 다루었다.

1장에서는 요실금에 대한 잘못된 인식을 개선하고, 얼마나 흔하게, 다양한 연령층에서 걸리는지 알아보았다.

2장은 각종 여성 요실금의 종류를 알아보고 본인의 증상을 체크할 수 있도록 하였다.

3장은 요실금으로 인해 고통받은 환자들의 사례를 다루어 보았다. 단순히 요실금 하나만으로 끝나면 좋겠지만, 여타 다른 질환으로 이어지기 쉬운 것이 여성 요실금이기 때문이다.

마지막 4장에서는 병원에서 받을 수 있는 처방법을 중심으로 다루었다. 또한 자가진단을 통해 체크하고 상황에 따라 빠르게 병원을 방문하여 상담할 수 있도록 진단표 또한 추가하였다.

모쪼록 이 책이, 몸도 마음도 예민해질 수밖에 없는 여성 요실금 환자들에게 스스로를 이해하고 당당히 병원을 방문할 수 있는 계기로 작용하기를 바란다.

2020년 여름에, **박연이**

목차

머리말 04
— 30년간 임상경험으로 풀어낸 여성 요실금 이야기

들어가며 12
— 혼자 속앓이하지 마세요! 고민 나누고 여성 요실금 해결해요!

1장

여성 요실금, 생각보다 흔해요

1   갑자기 생기는 질병은 없다   20

2   요실금은 왜 생기는 걸까?   24

3   요실금, 정말 남의 일일까?   31

4   사례로 본 세대를 뛰어넘는 요실금   34

5   한국 여성은 '배뇨안전 불감증'   47

6   증상과 원인이 다른 요실금, 정확한 진단이 우선이다   60

7   요실금, 방치하면 어떻게 될까?   64

8   요실금과 다양한 배뇨장애 원인   70

2장

나에게 찾아온 여성 요실금, 어떤 타입일까?

1 배에 힘주면 나와요 - 복압성 요실금   82

2 화장실에 도착하기도 전에? - 절박성 요실금   100

3 내 의지와 상관없이… - 혼합성 요실금   111

4 배뇨 동작이 어려워요 - 일과성 요실금   117

5 요실금 보조용품은 증상에 맞게   125

3장

여성의 삶에 영향을 미치는 요실금

1 부부관계와 여성 요실금의 상관관계   134

2 우울증을 부르는 과민성방광 증상과 진단   137

3 과민성방광 치료와 예방   143

4 임신 중 요실금 사례와 치료   149

5 임신 중 요실금 예방과 분만 후 관리   158

4장
—————————————————————————

이제 여성 요실금과는 작별하세요!

1 수술로 해결해요! - TOT/미니슬링/이중복합슬링 공법   166

2 수술 외 치료법은 없나요?   180
   - ExMI(체외 자기장 신경치료기) 및 치료방법

3 최적의 치료법을 찾는다 - 요역동학검사란?   196

4 요실금 자가진단과 예방법, 관리법   207

5 요실금 환자를 간병하는 방법   219

—————————————————————————

나가는 말   ·······························   226
– 여성만이 아는 섬세한 여성의 몸과 마음

혼자 속앓이하지 마세요!
고민 나누고 여성 요실금 해결해요!

현대 의학은 '보편성'을 중요하게 생각한다. 그래서 '병이 있는 사람' 보다 '사람이 가진 병'에 대해 탐구해온 것이 사실이다. 하지만 사람은 저마다 특성이 있다. 이 점을 이해하면 질병 관리와 치료에 매우 큰 효과를 볼 수 있다. 날로 발전하는 개인 맞춤의학이 의학계에 적용된 것은 사실 그리 역사가 길지 않다. 심지어 진단법, 치료법도 여성 남성의 구별이 시작된 지 얼마 되지 않았다.

의학 분야에서 '여성 건강'은 대개 가시적인 차이인 생식 과정에 집중된 경향이 있었다. 그래서 '부끄러운 문제'가 생기면 남성은 비뇨기과, 여성은 산부인과를 방문하는 것이 관례와도 같았다. 그러나 최근 들어서는 다양한 질병의 진행 과정에 남성과 여성의 차이가 있고, 치료 반응 또한 차이가 있을 수 있다는 사실이 밝혀지고 있다. 이러한 인식의 변화는 여성들이 진정한 건강을 되찾는 데 큰 도움이 되고 있다. 요실금 역시 남성과 여성의 차이를 인지해야 한다는 이야기이다.

여성 스스로 여성 질환 지식 쌓고 관리해야

10년 전쯤 일이었던 것으로 기억한다. 한 40대 환자분이 당시 내가 근무하던 병원을 찾았는데, 직장 생활을 하는 분이었다. 그분은 요실금 자체가 수치스러웠던지 한동안 말이 없었다. 당시 항간에서는 요실금을 '찔끔증'이라고 불렀던지라 명칭부터 입 밖으로 내기 민망하여 그러는 거려니 나는 생각했다. 그런데 내가 먼저 병증을 물어보니, 눈물까지 맺으며 한숨을 푹 쉬는 것이었다.

"제가 초등학교 3학년 딸아이가 있어요. 때도 밀어주고 오랜만에 엄마랑 딸이랑 오붓하게 시간 보낼까 싶어서 함께 목욕탕에 갔었어요. 그러다가 망신만 당했지 뭐예요. 옷을 벗으면서 정말 별생각 없이 무심코 체중계에 올라갔거든요. 오줌이 마려웠던 것도 아닌데, 체중계를 보다가 어느새 뒤에 와있던 딸이 '엄마, 몇 킬로야?'라고 묻는 순간… 휴, 저도 모르게 그대로 오줌이 주르륵 나온 거예요. 딸이 놀라서 '엄마 이게 뭐야!'라고 소리를 쳤는데, 목소리가 컸던지 목욕탕 종업원이 그 흔적을 봐버리고 말았어요. 그 종업원이 호들갑을 떨면서 청소를 하는데 주변 사람들이 몰려오고, 너무 속상해서 딸을 데리고 목욕탕을 그냥 나와 버렸어요…."

그녀는 '과민방광'의 하나인 절박요실금이었다. 그녀는 하루 두 번 치료제를 먹기로 했고, 평생 내 마음에 남을 한마디를 남기고 갔다.

"30대에도 찔끔증이 올 수 있다는 걸 몰랐어요."

나는 이 분의 말에 상당한 충격을 받았었다. 몇십 년간 의학 분야에 발을 담갔던 입장에서는 비전문가 사이에서 '요실금이 나이 탓'이라고 여기리라 생각하지 못했기 때문이다. 물론 나이가 듦에 따라 요실금에 걸릴 확률이 높아지는 것은 맞다. 그러나 이는 모든 질병에 보편적으로 해당되는 수준의 이야기이다. 단순히 노화 현상으로 생각하고 있으면 이분처럼 비교적 젊은 나이에 요실금을 만나 난감한 상황이 발생할 수 있다.

요즘 여성들의 사회 진출이 활발해지고 있다. 그래서 더욱 과거 이상으로 현명하게 건강을 설계하고 실천해야 한다. 여성이라면 특히 여성 질환에 대한 지식이 필요하다. 그러나 앞서 말한 바와 같이, 개인 맞춤 의학 개념이 정립된 지가 이제야 10년이 되어 간다. 의학계에서 10년이면 아주 짧은 시간이다. 전문 의료인도 이러한 실정이니, 일반 환자들은 학교에서 배운 피상적인 성교육 외에 여성 질환을 배울 기회가 거의 없고, 집에서 부모로부터 교육받는 경우도 극히 일부에 불과하다. 후회하는 일이 생기지 않으려면 스스로 관련 지식을 얻기 위해 노력해야 한다. 알기만 해도 대비할 수 있는 일은 의외로 많다.

창피해요, 불안해요, 걱정돼요!

요실금이 유발하는 것은 창피하고 난감한 상황만이 아니다. 요실금인 것을 알고도, 치료 대상이 아닌 자연 노화의 일부로 인지하는 경우들이 있다. 치료법이나 대처법을 모르면 그저 운이 나빠서 요실금에 걸렸다고 생각하고 넘어가 일을 키우지만, 정확한 지식을 쌓고 대처하는 사람들은 슬기롭게 피해간다. 치료를 하지 않으면 항상 불안감과 걱정을 안고 살게 된다. 내가 아느냐 모르느냐에 따라 적어도 일상생활은 몰라보게 쾌적해진다.

"아이들이 우스갯소리를 해도 웃지 못하는 고통을 아시나요?"

정년을 앞둔 50대 후반 어느 여교사의 사례다. 그녀는 학교에서 유쾌하고 따뜻한 선생님으로 학생들의 사랑을 받아왔지만, 어느 순간부터인가 마냥 웃을 수만은 없게 되었다고 하였다. 요실금 증세로 재채기를 하거나 조금만 크게 웃어도 자신도 모르게 소변이 흘러나와 속옷을 적시곤 했다. 나이가 들어서 그렇겠거니 하며 디펜드로 응급 처치하는 것이 전부였으나 교단에 서는 것조차 점점 두려워지면서 안 되겠다 싶어 산부인과를 찾게 되었다고 했다.

기침, 재채기, 줄넘기를 하거나 배에 힘을 줄 때 소변이 나오는 증상을 복압성 요실금이라고 한다. 전체 요실금의 70~80%를 차지한다. 기침이나 재채기를 하다가 자기도 모르게 소변이 나오고, 새는 소변의 양이 속옷을 적실 정도라면 치료를 받아야 한다. 이 정도면 아랫배에 통증이 있거나 잔뇨감이 있었을 것이다.

"제가 나이도 있는데, 산부인과를 다니면 호들갑스럽기도 하고 남우세스러울까 봐…."

병원을 왜 이리 늦게 찾았느냐는 질문에 대한 대답이었다. 잘못된 지식 때문에 찾을 생각을 못 했던 것은 물론, 주변 시선 때문에 창피하다고 생각한 탓이었다. 이런 상황에도 병원을 찾지 못하고 불편감과 걱정에 하루하루를 보냈을 생각을 하니 마음이 짠했다.

1장

여성 요실금, 생각보다 흔해요

1   갑자기 생기는 질병은 없다

2   요실금은 왜 생기는 걸까?

3   요실금, 정말 남의 일일까?

4   사례로 본 세대를 뛰어넘는 요실금

5   한국 여성은 '배뇨안전 불감증'

6   증상과 원인이 다른 요실금, 정확한 진단이 우선이다

7   요실금, 방치하면 어떻게 될까?

8   요실금과 다양한 배뇨장애 원인

1

갑자기 생기는 질병은 없다

왜 다들 쉬쉬하는 걸까? 부끄러운 '요실금'

왜일까? 우리는 왜 그런 걸까?

감기에 걸렸다는 말은 누구나 어디서나 편히 하면서, 눈이 침침하다는 말도, 이가 시리다는 말도, 무릎 관절이 쑤신다는 말도, 아주 쉽고 편하게 꺼내고 정보를 주고받는 걸 꺼리지 않는데, 왜 '방광염이 생긴 것 같아'와 같은 말은, '요즘 요실금이 걱정 돼'라는 말은 쉽게 꺼내지 못했던 걸까? 가만 생각해보면 당연한 현상인데, 컴퓨터나 핸드폰 같은 기계도 시간이 지나고 오래 쓸수록 낡고 잔 고장이 늘어 손을 보게 되는데, 그보다 정교한 사람의 몸이라면 더더욱 관리가 필요한 것 아닐까? 신체의 어느 부위든 당연히 문제가 생길 수 있다고 생각하고, 이를 개선하기 위한 대책을 미리 생각해둬야 하는 건 아닐까? 방광 역시 마찬가지다.

30세~60세 여성 491명을 대상으로 조사한 결과, 출산 경험 여성의 약 40%는 요실금을 경험했으며, 60대 이상 성인 남성도 약 24%나 요실금이 있는 것으로 알려졌지만, 실제 요실금 증상을 앓고 있는 환자 대다수는 주위 사람은 물론 가족에게조차 알리지 않은 경우가 많았다고 한다. 요실금으로 생활에 불편함을 겪을 것으로 인식한 여성이 70%나 되었는데도 말이다.

물론 이는 여성만의 인식은 아니다. 40대 이상 액티브 시니어 1,600명 대상 설문 결과 42%가 요실금은 부끄러운 증상이라고 답했으며, 요실금 증상자 1,200명 대상 설문 결과 부끄러움 때문에 요실금을 숨긴 적 있다고 답한 사람은 34%에 이를 정도였다.[*]

Tip **요실금을 감추는 사람들**

앞에서 참조한 통계뿐 아니라, 다른 통계를 참고해 보아도 출산을 경험한 여성의 30~40%가량은 요실금을 경험해 본 적이 있다. 그런데도 요실금 환자의 내원률은 결코 높지 않다. 본인이 요실금임을 인지하지 못해서가 아니다. 소변이 새고, 배에 힘이 들어가면 속옷이 젖는데 이상 징후를 인지하지 못할 수는 없다. 그저 요실금이라는 질환이 창피하고 민망해, '곧 낫겠지'라는 희망으로 병원에 가지 않고 기다리는 것이다.

[*] 출처: 유한킴벌리

이미지가 아닌 진짜 요실금

요실금을 한자로 풀어쓰면 이렇다.
오줌 요(尿), 놓을 실(失), 금할 금(禁).

'오줌을 자기 의지대로 통제하거나 조절하지 못한다'는 뜻인데, 소변을 보려고 하지 않았는데 소변이 흘러나오는 것이 바로 요실금이다. 중요한 것은 '자기 의지대로 통제하지 못한다'는 사실이다. 바로 이 부분인데, 단순히 요실금이라고 하면 소변이 새는 것만을 떠올리기 쉽지만, 사실 소변을 보고 나서도 시원하지 않고 잔뇨감이 느껴진다거나 소변이 마려워 화장실에 가면 한참 뜸을 들여야 소변이 겨우 나오는 등, '소변 배출 기능 이상' 역시 요실금 증상 중 하나이다.

요실금은 주로 남성보단 여성에게 나타나는 질환으로, 보통 요실금 환자의 90%가 여성이다. 특히 보통 여성의 40% 이상이 경험하는 대표적인 여성 질환이라고 볼 수 있다. 모든 연령에서 발생하는 질환이나 연령이 증가할수록 빈도가 증가하는 질병이라고 할 수 있다.

이토록 많은 여성이 감기처럼 자연스레 겪는 질환인 요실금이다. 나타나는 수치가 이런데도, 정작 주위에 요실금을 앓는 사람은 잘 보이지 않는다. 건강보험심사평가원 통계에 따르면 2017년 3월 요실금 환자는 2만2,937명이라고 하는데, 다들 꼭꼭 숨기며 사는 것일까?

얼핏 생각하기에, 눈이 안 보이고 잇몸이 헐겁고 관절이 시린 것에 비한다면 오줌이 조금 새는 건 사는 데 큰 문제가 될 것으로 보이진 않는다. 생명에 위협이 될 것처럼 느껴지지도 않는 건 당연지사이다. 하지만 과연 그럴까? 신체에 나타나는 모든 현상은 명확한 원인과 이유가 있고, 모든 증상은 몸이 주인에게 보내는 신호다. 단순히 사회생활에, 위생상 문제가 되는 것으로 끝나는 것이 아니란 얘기이다. '부끄럽고 찝찝해도 누군가에게 말하기는 남사스러우니 두고 보자'고 방치할 증상은 아니라는 것이다.

2

요실금은 왜 생기는 걸까?

요실금은 소변을 저장, 배출하는 방광과 요도괄약근 기능에 문제가 생겨 나타나는 질환으로, 비뇨기계에서 매우 흔한 질환이기도 하다. 다만 원인과 증상에 따라 분류할 수 있는데, 이에 관해 알아보기 전에 먼저 방광에 대해 알아보자.

흔히 오줌주머니라고 말하는 방광은 신장에서 보내는 요를 저장했다가 일정량이 되면 배출시키는 주머니 모양의 장기다. 신장에서 만들어진 소변이 요관을 통해 내려와 방광에 모였다가 정해진 양이 차면 배출되는 과정을 생각해보자. 방광에 모이는 소변의 양은 섭취한 수분량과 땀으로 배출된 수분량에 따라 영향을 받는다. 평소보다 수분 섭취량이 많은 경우, 땀이 많은 여름보다는 땀이 적은 겨울일수록 방광에 고이는 소변량이 많아져 소변을 자주 보게 되는 것이다. 방광이 소변으로 채워지면 방광은 점점 부풀게 되며, 이때 방광이 충분히 채워질 때까지 요도의 괄약근이 수축하여 소변이 새지 않도록 꽉 잡아 준다.

우리가 일상에서 매일 하는 '배출'이라는 행위는 매우 정교하고도 중요한 작업이다. 인간의 3대 욕구에 식욕과 수면욕, 배출 욕이 들어가는 건 이러한 이유 때문일지도 모르겠다. 그만큼 잘 먹고, 잘 싸고, 잘 자는 게 중요하다는 건 예나 지금이나 마찬가지이다.

우리의 방광이 소변으로 꽉 찬 모습을 상상해보자. 정상적인 사람은 배뇨할 만큼 소변이 충분히 채워졌다는 것을 느낄 수 있으며, 소변을 보기 위해 화장실에 가게 된다. 뇌에서 방광과 요도에 신호를 보내 방광은 수축하도록, 요도의 괄약근은 이완하도록 만들어 방광에 고여 있는 소변이 완전히 배출되게 하는 것이다. 이것이 우리가 평소 소변을 보는 과정이다. 요실금이란 이 과정에 문제가 생겨 발생하는 질환으로, 배뇨 기능의 이상이다. 쉽게 풀어쓰자면 소변의 저장과 배출에 이상이 생긴 것이다.

배뇨 기능 이상, 요실금 원인

방광에서 소변의 저장기능에 문제가 발생한 경우

소변이 차면 충분히 부풀어야 할 방광이 여러 이유로 인해 늘어나지 못하거나, 요도 괄약근의 힘이 약화하여 방광에 충분한 양의 소변이 채워지지 않았는데도 배뇨감이 들어 화장실에 가게 되는 경우이다.

방광수축력에 이상이 생긴 경우

충분한 양의 소변이 채워져 배뇨하려 할 때, 방광의 수축력에 이상이 생기거나 요도 괄약근이 이완되지 못해 소변이 시원찮게 나오는 경우이다. 소변을 누고도 잔뇨감이 느껴지거나 시원하게 보지 못하는 경우가 이러한 상황에 해당한다.

이런 요실금은 갑자기 생기는 것일까? 모든 질병이 그렇듯, 갑작스레 찾아오는 질병이란 흔치 않다. 앞에서 말했듯 여성 요실금은 아주 흔한 질병이며, 특히 노화와 함께 찾아오는 대표적인 질병이기도 하다. 눈이 침침해지고 잇몸이 헐거워지는 것처럼 나이가 들면 당연한 질병이란 뜻이다. 요실금의 가장 크고, 널리 알려진 원인 중 하나가 바로 노화이니 말이다.

Tip 요실금은 왜 생길까?

1 요실금은 방광에서 소변의 저장기능에 문제가 발생한 경우 생긴다. 소변이 차면서 부풀어야 할 방광이 여러 이유로 인해 늘어나지 못하게 될 때, 또는 요도 괄약근의 힘이 약해져서 방광에 소변이 얼마 차지 않았는데도 배뇨감이 들 때 생겨나는 것이다. 요도 괄약근의 힘이 약화하여 방광에 충분한 양의 소변이 채워지지 않았는데도 배뇨감이 들어 화장실에 가게 되는 경우가 바로 이것이다.

2 요실금은 방광수축력에 이상이 생긴 경우에도 생긴다. 방광의 수축력에 이상이 생기거나, 요도 괄약근이 이완되지 못하면 소변이 시원찮게 나오지 않는다. 이 경우 충분한 양의 소변이 채워져도 배뇨가 어려워지는데, 소변을 누고도 잔뇨감이 느껴지는 등의 증상을 보인다.

이러한 통계 탓에 젊은 여성 환자 중에는 '전 아직 어린데요?' '전 그럴 나이가 아니에요'라며 쉽게 넘겨 버리는 경우가 발생하곤 한다. 혹은 '난 아직 어린데, 벌써 이런 일이 생긴다고?'라며 겁을 먹고 누구에게도 말하지 못한 채 혼자 속앓이를 하기도 한다. 모른다는 것, 어설프게 안다는 것이 이렇게나 무섭다. 소변이 새는 증상은 나이와 상관없이 다양한 이유로 발생할 수 있다. 여성 요실금의 경우 호르몬과 임신으로 나타나는 경우도 부지기수다.

분만 후 손상된 골반근육의 이상으로 요실금이 발생하는 경우도 흔한 경우 중 하나이다. 자연 분만을 할수록, 출산 경험이 많을수록 요실금이 더 심해진다고 알려져 있다. 임신 중엔 늘어난 자궁이 복압을 증가시켜 임신 전보다 자주 화장실을 가게 된다는 건 널리 알려진 이야기이다. 출산 후 곧잘 몸이 예전으로 돌아오지 않는 것처럼, 출산 후에 늘어난 자궁 경부와 약해진 하반신이 염증을 불러일으키는 경우가 흔하다. 이 때문에 잦은 출산 시 비뇨 기관에 문제가 생기기 쉽다.

그러나 출산 횟수에 상관없이 요실금 발생 빈도는 비슷하다는 연구결과도 있으며, 자연 분만이 아닌 제왕절개 시에도 요실금은 발생할 수 있다. 배출 기관에 이상이 생겨 발생하는 질환이니만큼 노화와 임신 및 출산만이 원인일 것으로 생각하는 사람이 많지만, 꼭 그렇지만도 않다는 의미이다. 임신과 상관없이 젊은 여성 요실금 환자도 발견되고 있으니 '나는 아니겠지?'라는 생각은 내려두자.

변비나 비만, 연령 증가는 물론 카페인, 담배, 술, 약물, 스트레스, 요로감염 등으로 인해 방광을 자극하는 경우, 중추 및 말초 신경질환, 방광 수축력의 상실, 하부 요로의 폐색이 있는 경우, 당뇨, 기관지염 등 만성 질환, 폐경과 같은 호르몬 변화로 인한 경우 등, 요실금 발생 원인은 다양하다. 타이트한 패션과 자극적인 식생활 또한 방광을 자극하여 요실금의 원인이 되기도 한다.

나도, 당신도, 누구에게나

'어라? 이거…누구나 걸릴 수 있는 말처럼 들리는데? 나이 먹지 않는 사람이 어디 있고, 사회생활하며 카페인 섭취와 음주를 끊기란 힘든 일 아닌가? 또 현대인의 친구라 할 수 있는 스트레스는 비단 요실금이 아니라도 만병의 근원이지 않나? 당뇨나 기관지염 같은 만성 질환도 마찬가지이다. 이렇게 따지자면 요실금은 누구에게나 찾아오는 당연한 증상처럼 보이는데?'

이렇게 생각했다면, 그 생각이 옳다. 이런 생각은 곧 현대인 대부분의 특징이기 때문이다. 그만큼 흔한 질병이고, 요실금이 발생한 건 부끄러워하거나 민망해할 일이 아니라는 소리다. 좋지 않은 생활습관으로 신체를 망치는 것은 분명 주의해야 하는 일이지만, 유독 배꼽 아래 생긴 질환일수록 사람들은 이걸 '나쁘다'고 생각하곤 한다. 병에 좋고 나쁘고가 어디 있나? 여성 요실금은 나쁜 것이 아니며, 자연스러운 노화 현상 중 하나이니 부끄러워할 것은 없다. 그저 부끄러워하지 않고 내 몸이 보내는 신호를 흘려보내지 않고 포착하여 더욱더 빠른 파악과 치료가 필요할 뿐이다.

먼저 이야기를 꺼낸다는 건 분명 쉽지 않은 일이다. 하지만 당신이 먼저 이야기를 꺼내 준 덕분에, 지난날의 당신처럼 혼자 끙끙 앓던 다른 여자들의 고민이 한결 가벼워질지도 모른다. 세상일이란 '나 혼자가 아니다'라는 생각만으로도 한결 나아지곤 하니까…. 말하고, 고민하고, 상담하자. 홀로 담아두고 삭힐 때보다 몸도 마음도 훨씬 가벼워질 것이다.

(Tip) **봄이면 요실금 환자가 느는 이유**

요실금 환자는 보통 언제 늘어날까? 주로 환절기에 감기 환자가 늘어나듯 야외활동이 본격적으로 시작되는 봄이 오면 요실금 환자가 평소보다 약 10% 늘어난다. 이유는 야외활동이 부담스러운 요실금 환자들이 관리 차원에서 병원을 찾는 경우가 많기 때문이다.

물론 늘어날 야외활동을 대비하여 병원을 찾는 것은 좋은 일이지만, 야외활동과 관계없이 꾸준히 일상 속에서 관리하고 예방하는 것은 어떨까? 정기적으로 다닐수록, 더 빨리 발견할수록 좋은 건 치아질환뿐만이 아니라는 사실을 기억하길 바란다.

3

요실금, 정말 남의 일일까?

요실금은 노화와 함께 찾아오는 대표적인 질병이지만, 나이와 관계 없이 다양한 원인으로 생기는 질환이기도 하다. 특히 몸과 마음이 바빠 자신을 챙기기 어려운 현대 사회에서 요실금은 누구에게나 생길 수 있는 질병 중 하나이다. 특히나 여성들은 어떠한가?

현대 사회에 진입하며 여성의 권리가 확장됨에 따라, 여성의 교육과 사회 진출의 기회가 늘어난 것은 분명 기쁜 일이다. 그러나 그만큼 여성 개인이 책임져야 할 일과 무게가 늘어난 것도 작금의 현실이다. 많은 여성이 늘 해도 해도 끝없이 고된 집안일은 물론이요, 육아와 사회생활까지 해야 한다. 생계를 위해 맞벌이를 포기할 수 없는 젊은 여성, 육아를 위해 사회와 단절된 채 독박육아에 시달리는 여성, 육아와 커리어를 모두 붙들기 위해 고군분투하는 워킹맘…. 아이가 없는 미혼 여성이라 해도 이는 다르지 않다. 과거나 현재나 여성은 항상 바쁘고 힘든 삶을 살아가고 있다.

물론 누구나 사는 것은 힘들 것이다. 무한 경쟁 사회에서 쳇바퀴처럼 굴러가는 인생이 누군들 그저 즐겁기만 할까. 이렇게 자신을 챙기기도 어려운 상황이다 보니 '요실금'은 당장 죽을병도 아니고, 부끄럽고 민망하다는 이유로 쉬쉬하다 방치되기 마련이다. 그렇게 방치된 요실금은 신체적, 정신적 고통으로 이어지고 끝없는 악순환의 굴레에 빠지게 된다. 요즘 사람치곤 빨리 결혼한 20대 새댁에게도, 아직 결혼하지 않고 야무진 싱글라이프를 즐기는 옆집 30대 아가씨에게도, 애만 둘인 윗집 30대 워킹맘에게도, 사람 좋은 50대 아파트 통장에게도, 아직은 대하기 어려운 50대 시어머니에게도 생길 수 있는 것이 바로 요실금이다.

　겉으로야 누군들 아닌 척 웃지 못할까. 민망함과 수치심, 부끄러움을 무릅쓰고 병원에 찾아온 사람들의 이야기를 들어보면 사연도 가지각색이다. 안타깝기도 하고, 속된 말로 웃프기도 한 이야기들, 어디에도 털어놓지 못했던 이야기를 털어놓는 환자들의 모습은 현대 사회를 살아가며 버티며 견뎌야 하는 우리 여성의 모습 그 자체다. 다양한 연령대의 요실금 사례를 보며, 요실금이 누구 하나만의 꼭꼭 숨겨야 할 이야기가 아닌 모두의 이야기임을 알고 조금이나마 당신의 마음이 가벼워지길 바란다.

나이와 상관없는 요실금

소변을 참지 못하거나 배뇨 시 통증이나 불쾌감을 느낀다고 모두 요실금은 아니다. 그러나 통증은 없으면서 재채기나 기침을 하거나 웃거나 달리거나 무거운 물건을 들어 올릴 때 소변이 조금씩 흐른다면, 요실금일 가능성이 크다. 나이와 상관없이 요실금은 찾아올 수 있다.

1 음부가 쓰리고 위화감이 느껴진다면 자궁 또는 질이 빠진 것으로 생각할 수 있다. 이 증상은 자궁을 지탱하고 있는 근육이나 인대가 약해졌거나 느슨해져 있을 때 생기며, 특히 50대 이상인 사람은 이런 증상이 나타날 가능성이 크다.

2 최근에 아이를 낳은 경우 출산으로 인해 골반 밑 근육이 일시적으로 약해져 생긴 증상이다. 이것은 당연한 증상이며 대부분의 경우 저절로 호전된다.

3 아이를 낳은 것도 아닌데 이런 증상이 있다면 골반 밑의 근육이 약해져 있어 방광이 압박을 받을 때 소변이 흐르는 것이다. 이것을 스트레스 요실금이라고 한다.

기혼 여성의 경우에는 임신과 출산으로 인해 복벽의 근육이나 인대가 이완되어 요실금이 생기는 경우가 많지만, 처녀의 경우에는 비만 운동부족 만성 스트레스 등에 의해 복벽의 근육이나 인대가 이완되기도 한다. 증상이 심각한 경우에는 심리적인 피해감도 느끼므로 빨리 치료해주는 것이 좋다.

4
사례로 본 세대를 뛰어넘는 요실금

열일곱 은별이 이야기

열일곱 은별이에겐 남들에게 말 못 할 비밀이 있는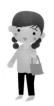
데, 성적 문제도 아니요, 친구 문제도 아니요, 연애 문
제도 아닌 바로 '요실금'이다.

요실금이라니! 여린 마음에 처음 이를 알았을 때는 정말 부끄러워
죽을 것만 같았다. 할머니들이나 걸리는 병인 줄로만 알았는데, 처음
에 오줌이 샜을 땐 평소보다 빠른 월경이 온 줄로만 알았다. 생리혈이
묻은 팬티가 아니라 그저 살짝 얼룩진 팬티를 확인했을 때는 '생리 터
진 게 아니라니, 다행이야!' 하고 웃어넘겼으나 그것도 한두 번. 월경도
아니고 냉도 아니고, 오줌이 새서 팬티가 젖다니…!

아무리 친한 친구라도 차마 오줌이 샌다는 말은 하지 못하고 끙끙

앓기를 몇 달. 인터넷 익명 고민 상담방에 올려보니 온갖 댓글이 달린다. 가장 많은 댓글은 '일단 병원에 가라'였다. 하지만 이제 고작 열일곱인데 산부인과라도 가란 말인가?

가만뒤봤자 병만 커진다는 조언에 결국 부끄러움을 무릅쓰고 엄마에게 털어놓자 엄마는 왜 그걸 이제 말하냐며 등을 팡팡 쳐댔다. 엄마와 함께 병원을 찾은 은별이는 "그래도 확실히 말하니 속은 낫다"며 빨개진 눈으로 웃었다.

스물여섯 미경 씨 이야기

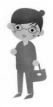

사회 초년생인 스물여섯 살 미경 씨의 고민은 바로 요실금이다. 어머니 또래에나 생기는 질병이라고 생각했기에 대수롭지 않게 넘겼던 증세가 알고 보니 요실금이었다. 젊음을 핑계로 평소 건강관리를 제대로 하지 않은 탓일까?
으레 월경 전이면 냉이 많이 생겼던 터라 그런 것이겠거니 하고 하루이틀 대수롭지 않게 넘겼던 미경 씨는 월경 기간이 아닐 때도 생리대를 착용하고, 하다못해 팬티 라이너를 상시 착용하게 됐다. 요실금 전용 언더웨어가 있는 것을 알았지만, 가격도 만만치 않고, 이십 대 후반에 벌써 그런 것을 착용하고 싶지 않았기 때문이다.

졸업 후 디자인 회사에 취직하게 된 미경 씨는 고된 업무에 밀려 아침 점심으로 매번 커피를 마셨고, 탄산이나 알코올 섭취도 배로 늘었다. 그러나 화장실을 가는 숫자는 늘지 않았다. 거기다 야근이 잦은 회사다 보니 수면 시간도 불규칙해졌는데, 이게 설마 다른 병도 아닌 요실금의 원인이 될 줄이야?

월경 기간이 아닐 때도 생리대를 차다 보니 지출은 물론이고, 여름이면 땀이 차 염증이 생길 것만 같았고, 격렬한 운동은 물론이요, 회사에서 워크숍으로 산이나 계곡이라도 가자는 이야기가 나올 때면 조마조마하다 못해 피곤이 몰려왔다. 무슨 병이든 병원에 가는 것이 즉효라는 것은 알았지만 '지나가겠지, 어쩌다 보면 낫겠지, 잠깐 이러다 마는 거겠지' 하고 넘긴 것이 일 년여. 이젠 그저 만성 요실금이겠거니, 하고 체념하다가도 이런 제 처지가 한심하고 부끄러워 분통이 났다.

서른일곱 수영 씨 이야기

수영 씨는 연년생 남매를 둔 아이 엄마로, 흔히들 말하는 '경단녀'이다. 두 아이의 엄마로 살아가는 삶은 고되고 힘들지만 사랑하는 아이들을 보면 애정과 보람이 솟는다. 한 남자의 아내로서, 사랑하는 아이들의 엄마로서 얻을 수 있는 충족감은 싱글 라이프에서는 느낄 수 없는 것이기 때문이다.

결혼 전 남편과 충분히 아이 계획을 상의했고, 계획대로 결혼 후 3년 이내에 첫째를 가진 것까진 좋았다. 남편과 가정을 사랑하지만 일욕심도 많았던 수영 씨는 첫째를 막 임신했을 때만 해도 출산 후 복직 계획을 단단히 잡고 있었다. 남들에 비해 순조롭게 탈 없이 첫 아이를 낳았고, 회복도 그럭저럭 빨랐던 데다 친정엄마의 도움으로 빠른 복직을 꿈꾸고 있던 수영 씨에게 연년생 둘째의 소식은 그리 달가운 것이 아니었다. 하지만 아이는 하나보다 둘인 것이 좋고, 어차피 할 육아라면 빨리하는 것이 좋지 않겠냐는 주위의 말에 결국 둘째를 낳았다.

하나일 때도 힘들었던 육아는 '그래도 해봤으니 낫겠지'로 끝날 만큼 쉽지 않았다. 두 아이는 번갈아 가며 수영 씨를 힘들게 했고, 나이 든 친정엄마에게 자꾸 짐을 드리는 것 같아 죄책감에 시달렸다. 남편은 다정하고 육아에도 열심히 했지만 직업 특성상 집에 있는 시간이 짧았다.

아이들은 사랑스럽지만 홀로 집안 일과 육아를 병행하는 것은 끔찍했고, 입사 동기였던 남자들이나 후배들이 수영 씨가 없는 자리를 치고 올라간 소식을 들을 때마다 우울해졌다. 잘못 없는 아이들이 괜히 미워지기도 하고, 이런 자신의 처지가 서러워 혼자 울음을 삭히기도 했다. 도와줄 친정엄마가 있고, 집에 자주 들르진 못해도 챙겨주는 남편이 있으니 내 처지는 나은 것이라며 자신을 다독이기를 몇 번. 아이들을 어린이집에 보내고 짧지만 '나만의 시간'이라고 할 여유가 생긴 수영 씨는 복직을 준비하기 시작했다.

물론 출산 후 집에만 있었던 수영 씨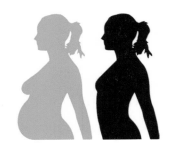
에게 재입사는 까마득한 일처럼 느껴지
기도 했고, 출산 전 경력은 모두 무의미
한 경력이 된 데다, 모성애를 찬양했던
세상이 '아이 엄마'라는 이유로 수영 씨
의 근태와 업무능력을 평가절하했다. 하
지만 수영 씨는 그럼에도 모두 잘해낼 거라고 자신하고 있었다. 요실금
만 아니라면!

임신 중 소변을 자주 보는 일은 흔한 증상이다. 첫째를 임신했을 때보
다 둘째를 임신했을 때 이런 증상이 심해졌는데, 이전에 겪었던 일이었
던 탓에 수영 씨는 이를 대수롭지 않게 여겼다. 둘째를 낳은 뒤에도 화
장실에 자주 가게 되고, 막상 가더라도 소변이 바로 나오지 않는 데다 한
참 걸려 일을 봐도 시원한 것보단 덜 싼 듯한 기분에 찝찝함이 느껴졌다.

출산 후에 몸이 상한 이야기는 여럿 들었지만, 이것도 그런 걸까?
수영 씨가 그러했듯 주변 친구들은 출산과 함께 사회에서 사라졌다.
다들 애 키우고 살기 바빠 연락이 끊어진 친구들도 여럿이다. 안 그래
도 애 키우느라 부담을 준 친정엄마에게 말하기는 민망하고, 남편에게
말하자니 아무리 그래도 남편에게는 애 엄마가 아닌 여자로 보이고 싶
다는 마음이 컸다. 애 키우면서 볼꼴 못 보일 꼴 다 보였다지만 오줌이
샌다는 말을 어떻게 하겠는가?

스트레스는 쌓아봤자 병이 될 뿐이라는 걸 알면서도 수영 씨는 오늘도 누구에게도 털어놓지 못한 채 한숨만 푹푹 쉰다.

마흔다섯 순옥 씨 이야기

순옥 씨는 고등학생 아들 하나, 중학생 딸 하나를 둔 평범한 40대 가정주부다. 남들보다 이르게 결혼해 전업주부로 살아온 세월. 요즘 순옥 씨에겐 말 못 할 고민이 있다. 아이들도 탈 없이 다 컸고, 남편도 속 썩이는 일 없이 순조로운 일상인데도 불구하고 말이다. 바로 요실금.

또래 여자들 사이에선 흔한 질환이라고들 하지만, 막상 주변에서 찾기 힘든 것이 바로 요실금 환자이다. 그 이유를 짐작하기 어려운 것은 아니나, 평소 아파트 계 모임이며 동네 등산 동호회며 에어로빅이며 다양한 활동을 즐기던 순옥 씨는 걱정이 이만저만 아니다. 어디선 요실금이 폐경으로 인한 증세라고 하기도 하던데, 자신이 벌써 폐경을 걱정할 나이인가 걱정도 든다. 나이 들면 찾아오는 당연한 증상이라는데 나이 사십에 찾아온다면 이 또한 막막하기 그지없다. 크게 웃으면 오줌이 새고, 자전거를 타거나 등산을 하다 보면 갑자기 오줌이 마려울 때도 있다. 여차하면 새버리기 때문에 등산 모임에 발을 끊은 지도 오래다.

전업주부에게도 사회생활은 있다. 순옥 씨의 자녀들은 반장이니 회장이니 하진 않지만 학부모 모임이라는 것도 있고, 평소 교회에 다니던 순옥 씨는 교회 집사님들과 함께 봉사활동도 꾸준히 다니곤 했다. 그뿐인가? 바깥일도 바깥일이지만 집에서도 걱정이 이만저만 아니다. 한창 예민할 시기의 딸에게도, 한창 공부할 아들에게도 남사스러워 말하지 못했다. 남편에게 넌지시 말이라도 꺼내 볼까 했지만, 원체 둔한 사람이라 '그럼 병원이나 가던가!'라는 말만 할 것 같다.

일단 요실금 전용 언더웨어를 사긴 샀지만, 모양도 그렇고 그 나이에 기저귀를 찬 것 같아 찝찝하기 그지없다. 갓난아기 기저귀보단 얇지만, 착용감이 없는 것도 아니고. 광고에선 착용해도 티 나지 않는다지만 어디까지나 광고문구 아닌가. 순옥 씨가 봐도 자세히 봐도 티가 나는 것 같진 않지만, 사람 기분이라는 게 참 그렇다. 누가 신경 쓸까 봐 자꾸만 엉덩이로 시선이 가게 된다. 이것 때문에 에어로빅은 진작 끊었다. 언제까지 이렇게 지내야 하는 걸까? 당연하게 익숙해져야 하는 걸까? 아직, 고작 40대 중반인데…?

쉰셋, 애자 씨 이야기

올 것이 왔다. 요실금.

이르긴 해도 짐작은 하고 있었다. 폐경기도 지나고 갱년기도 지났으니 슬슬 다른 증상이 생길지도 모른다고 생각은 하고 있었다. 주변 언니들 이야기를 들어보니 병이라는 게 참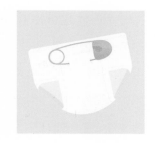
그렇다. 젊을 땐 몰랐는데 나이가 들고나니
인생이란 것이 온통 병, 병일 뿐이다. 병이
란 놈을 피해서 이리저리 빠져나가려고 운
동도 하고 건강식품도 챙겨 먹는다지만 그
것만으로도 진이 쭉 빠져버리곤 한다.

건강하게 살려고 하는 일들이 되려 건강을 해치는 건 아닐까, 내가
맞게 살고 있긴 한 건가, 하는 고민도 든다. 건강하게 무병장수하려고
먹고 운동한 것이 도리어 건강에 악영향을 끼치기도 한다는 기사를
볼 때면 숨이 벌렁벌렁하기도 하고, 그런 주제에 큰 병 이야기가 나오
면 우습게도 태연해지기도 한다.

대학에 입학한 자식들이 모두 다른 지방으로 내려가 버린 뒤라, 애
자 씨는 남편과 단둘이 살고 있다. 남편에게 굳이 요실금에 관해 이야
기할 것 없이 계 모임 언니들과 이야기를 하다 보니 자기 증상이 요실
금이 맞는 것 같다.

"요즘 요실금 언더웨어는 뭐가 좋다, 케겔운동을 해야 요실금 증상
도 나아지고, 아랫도리가 딴딴해진다, 술을 먹지 말아야 한다, 매사 자
세를 딱! 단단히 잡아야 한다…"

주위에서 말하는 대로 물 마시는 것도, 화장실에 가는 횟수도 딱딱 정해서 실천하고 있다. 초장에 바로 잡아야 한다고 생각해서 온갖 건강 잡지며 책에서 말하는 비법마다 스크랩해 냉장고에 붙여놓고 꼬박꼬박 하고 있다. 남편은 유세라고 하지만 나이 오십에 건강으로 유세 좀 떠는 게 어때서? 큰 병 나서 입원하는 것보단 낫지.

병원, 말은 좋다. 하지만 막상 가려면 발도 잘 안 떨어지고, 복잡하기만 하고, 의사들은 당최 무슨 이야기를 하는지도 모르겠다. 거기다 아무리 시대가 시대라지만 남자 의사 앞에서 다리를 쩍 벌리자니 이만저만 불편한 게 아니다. 같은 여자끼리도 민망한데, 아들뻘 되는 남자 의사 앞에서 구구절절 '하루에도 몇 번씩 오줌보가 터질 것 같고, 웃기만 해도 오줌이 새고, 케겔운동을 한다고는 하는 데 효과가 있는지도 모르겠어요.' 이런 이야기를 어떻게 시시콜콜 이야기한단 말인가. 아무리 의사라도 남자는 남잔데, 여자들 고충을 잘 알기나 할까? 그런 생각이 먼저 들뿐 시원하게 봐주는 것 같지도 않다. 그러느니 차라리 언니들과 이야기하고 스스로 관리해서 낫는 게 마음이 편할 것 같다.

고민 고민 끝에 여성 의사가 있는 산부인과를 찾아보긴 했지만, 의사가 어디까지 봐주는지, 간다고 바로 낫기나 할 것인지 의구심이 든다. 주변에선 '병원 안 가도 셀프 치료할 수 있어!'라고 호언장담하는데, 역시 그래도, 한번은 가보는 게 좋지 않을까? 그깟 요실금이 뭐라고, 오늘도 고민은 깊어져 간다.

| 예순일곱, 진숙 씨 이야기

진숙 씨에게 증상이 나타난 것은 얼마 되지 않았다. 나이를 생각하면 호들갑을 떨만한 일도 아니라고 생각한다. 치매도 아니고, 그냥 나이 들어 오줌이 좀 새는 것 아닌가. 물론 젊을 때와 달리 한 번 화장실에 가면 소변이든 대변이든 변기 위에 앉아있는 시간이 늘었지만 이게 부끄럽거나 민망하진 않다. 그럴 나이가 됐겠거니, 하고 받아들이기로 한 덕분이다. 마음가짐의 힘이다.

하지만 마음가짐만으로도 모든 병을 치료할 수 있다면 병원은 필요하지 않았을 터. 지난겨울, 무릎 관절 수술을 끝낸 뒤 발생한 요실금은 쉽게 떨어지지 않는다. 몸에 좋다는 것도 꼬박꼬박 먹는데 왜 이러는지? 어린 손주들은 할머니 속도 모르고 지린내가 난다고 근처에 잘 오지 않는다. 옛날엔 이게 다 그저 나이 들면 자연스레 몸에서 냄새가 나는 것인 줄로만 알았는데 그게 또 아니었던 것. 매번 깨끗하게 씻고 속옷을 자주 갈아입어도 배에 힘만 들어가면 오줌이 나오니….

더 심해지기 전에 가야겠다 싶어 찾은 병원에선 이것저것 수술을 권한다. 당장 무릎 관절 수술을 끝낸 지도 얼마 되지 않았던 터라 일단 상담만 받고 나오는데 마음이 편치 않다. 수술 하나를 끝내면 다음 수술이 있고, 그걸 끝내면 또 그다음 수술이 있다. 백세시대라는데 오래 산다는 것도 그저 좋은 일만은 아닌 것 같다. 몸 구석구석, 어디 하나는 고장 나기 마련이니까. 그 하나를 고치면 다른 하나가 또 이어 고장 나곤 하니 참 어렵다, 어려워.

단순히 나이가 들어서일까? 자식뻘 되는 의사가 나름대로 친절하게 설명해준 것 같은데 모르겠다. 이 나이에 질 성형 수술을 권하는데 그게 맞는 줄도 모르겠고, 병원마다 말이 다르니 이곳저곳 다녀보라는데 좋은 병원 한 곳만 진득하게 다니고 싶은 것이 솔직한 마음이다. 이곳저곳 발품을 파는 것도 젊을 때나 가능한 이야기지 않나. 병원 하나만 오는 것도 이렇게 진 빠지는데.

일흔넷, 정순 씨 이야기

요즘 70은 옛날 70이랑 다르다고들 하던데 병은 그렇지 않나 보다. 원체 물 마시는 걸 좋아해 젊었을 적에도 화장실을 자주 갔던 정순 씨. 나이 들수록 화장실에 가는 횟수가 점차 늘어나더니, 움직이거나 재채기를 하면 속옷이 젖곤 한다. 잠을 자던 중에도 2회 이상 소변을 보는 일이 늘어나 병원을 찾았다.

단순히 새는 것에 그치지 않고 이젠 소변을 눌 때 하복부에 불쾌감이 들기도 한다. 나이 들고 관절이 시려 격한 운동을 하진 않지만, 자리에서 일어나던 중에 오줌이 샐 때도 있어 요즘에는 바깥 활동을 일절 자제하고 있다.

의사 선생님 얘기로는 출산을 하거나 나이가 들면 자연스레 생길 수 있는 증상이니 너무 부끄러워하거나 숨길 필요는 없다고 한다. 그 말은 정순 씨도 동의했다. 병이면 다 병이지, 뭘 또 부끄러워하나? 하지만 아들 내외는 좀 다른 것 같다. 아무래도 요실금이 아닌 치매 증상이면 어쩌나, 하고 고민하는 모양이다. 어머니 나이가 일흔이 넘었으니 그런 고민을 하는 것도 이상한 일은 아니다.

걱정하지 말라고, 네 엄마는 병원도 잘 다니고 운동도 잘해서 건강하게 잘 살 거라고 말을 해도 걱정하는 얼굴은 변함없다. 사는 데 지장이 없는 것도 아니고, 오래 방치하면 다른 질병으로 바뀔 수도 있다지만 정순 씨는 그 정도는 아니다. 증세가 생긴 지 얼마 되지 않아 병원을 바로 찾았고, 믿음직한 선생님의 조언으로 꾸준히 나아지고 있다. 그저 자식들이 쉽게 믿어주지 않을 뿐이다. 하긴, 병원에 가기 전에 요실금뿐만 아니라 변실금(대변이 새 나오는 증상)까지 같이 겪었으니 그런 걱정을 하는 것도 이해는 가지만, 그래도 아직 치매 걱정할 정도는 아니다.

이런 것 때문에 다들 요실금에 대한 이야기를 꺼리는 걸까? 애초에 말하지 않았더라면 그렇게 정순 씨를 걱정하지 않았을 테니까. 운동은 나름대로 효과가 있는 것 같고, 수술까진 가지 않아도 괜찮을 것 같은데. 자꾸 아들 내외의 걱정스러운 눈빛이 아른거려 속이 상한다.

———

지금까지 나잇대별 다양한 요실금 환자 사례를 보았다. 자신과 비슷한 이야기도, 전혀 이해가 가지 않는 이야기도 있을지 모른다. 하지만 요실금은 부끄러운 일도, 숨길 일도, 잘못된 병도 아니라는 사실을 기억하시길. 무릇 병이란 나으려는 의지와 좋은 의사만 있다면 이겨낼 수 있다는 것을 명심하자.

5

한국 여성은 '배뇨안전 불감증'

연령대별 다양한 사례를 읽다 보면 남 일 같은 이야기도 있고, 공감 가는 이야기에 저도 모르게 고개를 끄덕이기도 할 것이다. 연령도, 직업도, 출산 여부도 다른 여자들에게 나타난 요실금의 공통점은 무엇일까? 바로 병원에 가는 것을 꺼린다는 것이다. 머리로는 병원에 가는 것이 옳다고 생각하면서도 곧잘 가지 못하고, 주위에도 섣불리 말하지 못하고 전전긍긍하는 여자들이 대부분이다.

젊은 여자는 젊다는 이유로, 나이 든 여자는 나이가 많다는 이유로 말을 꺼내지 못한다. 왜일까? 물론 부끄럽고, 수치스럽고, 남들에게 보일 만한 것이 아니고, 민망하다고 생각해서 그런 마음은 이해한다. 하지만 정말 그것뿐일까?

병원에 가지 않는 가장 큰 이유,

그것은 바로 요실금이 그리 대단한 문제가 아니라고 생각하기 때문이다.

즉, 수많은 여성이 '배뇨안전 불감증'을 겪고 있는 것이다.

 Tip **어려운 전문용어, 알고 보면 쉽다!**

아무리 쉬운 글이라도 전문용어가 나오면 읽는 걸 주춤하게 된다. 설명은 하는데 저건 뭐고 그건 뭔지? 요실금에 대한 자세한 이야기에 들어가기 전에 이해에 필요한 단어들을 미리 알아보자. 이후에도 계속 나올 용어들이니 머리에 담아두고 있는 것이 좋겠다.

배뇨근이란? 방광벽에 있는 근육으로 배뇨할 때 수축한다.

배뇨근불안정이란? 방광벽에 있는 근육(배뇨근)이 불안정한 상태를 뜻한다.

빈뇨란? 비정상적으로(정상적인 소변 배출 횟수는 하루 약 7회) 자주 소변을 보거나, 두 시간도 되지 않아 소변을 보는 증상을 뜻한다.

야간뇨란? 밤에 잠을 자던 중 소변을 보기 위해 1회 이상 일어나는 증상. 60세 이하의 정상인에게는 드물며, 60세가 넘으면 10년마다 1회씩 소변을 보는 횟수가 증가하는 것이 정상이라고 한다. 예를 들어 70세가 되면 밤에 2회 소변을 보게 되고, 80세가 되면 3회로 늘어난다. 즉, 이러한 빈뇨는 요실금 증상이 아닌 자연스러운 노화 현상이다.

야뇨증이란? 잠자리에 오줌을 싸는 것을 뜻한다.

요도조임근이란? 방광목, 방광 아래쪽에 있는 고리 모양의 근육이다. 소변을 배출하지 않을 때 방광을 밀봉하는 기능을 한다.
요절박증이란? 갑작스럽고 억제할 수 없는 소변 배출 욕구를 뜻한다. 즉, 절박요실감이란 소변 누출이 있는 요절박증을 뜻한다.

설명을 통해 용어를 이해했다면 어렵게만 느껴졌던 요실금 이야기가 한결 쉽게 다가올 것이다.

배에 힘주면 나와요, 가장 흔한 '복압성 요실금'

여성 요실금의 가장 흔한 원인이자 전체 요실금 환자의 절반 이상을 차지하는 복압성 요실금! 흔히들 요실금 하면 떠올리는 유형이 바로 복압성 요실금이다.

기침이나 재채기, 격한 운동을 하는 등 복부에 힘을 주면 소변이 새는데, 증상이 심한 환자의 경우 방광에 조금만 압력을 가해도 소변이 새어 나오게 된다. 평소에는 이상 없이 지내다가 운동 등 과도한 활동을 할 때만 증상이 나타나는 여성들도 있다. 이러한 경우 운동을 하지 않으면 새지 않기 때문에 격한 활동을 자제하는 것만으로 병이 나았다고 착각하고 묻어두는 여성들이 있는데, 이는 잘못된 생각이다. 소변 누출에 대한 두려움 때문에 에어로빅이나 등산, 손자를 돌보는 것과 같은 일상적인 활동을 포기하며 생기는 스트레스가 신체에 영향을 주기 때문이다.

보통 복압성 요실금 환자들의 경우 소량의 누출은 일상생활에 그다지 지장을 주지 않기 때문에 화장실을 자주 가는 것으로 이를 해결하려 한다. 소변이 새기 전에 방광을 먼저 비워버리는 것인데, 이렇게 하면 패드를 사용하지 않아도 새는 것을 막을 수 있지만, 심리적인 압박감이 상당하다. 외출 시 늘 화장실을 염두에 두고, 처음 가는 곳에선 불안감에 초조해진다. 사회생활을 하는 경우 자리를 자주 비우게 되어 눈총을 사기도 한다. 환자 입장에서는 나름대로 케어를 한다고 한 것이지만 이는 방치에 가깝다. 방치된 방광은 결국 속옷을 자주 갈아입어야 하는 상황, 혹은 결국 패드를 착용해야 하는 지경에 이르고 만다. 패드를 차며 가까운 가족에게는 더 이상 숨기지 못하는 지경에 이르러서야 병원을 찾는 여성들이 많은데, 안타까운 일이라고 할 수 있겠다.

그렇다면 이런 복압 요실금의 원인은 무엇일까?

복압 요실금은 소변을 배출하지 않을 때 방광을 막아주는 요도 조임근이나 방광목이 약화하거나 방광목의 위치가 바뀔 경우 발병하곤 한다.

하나로 좁힐 수 없을 만큼 원인도 다양한데, 흔히 말하는 임신, 출산으로 인한 신체적 손상이 대표적이며, 폐경기 시 호르몬 변화, 만성적 기침이나 변비로 인한 복부 힘주기 등을 원인으로 꼽을 수 있다. 대부분 여성 환자들은 복압 요실금과 절박 요실금이 결합된 증상을 보이니, 증상을 면밀히 살펴보는 것이 좋다.

기침이나 재채기, 웃음 등 외부에서 방광에 가해지는 압력이 증가할 때 방광목에 있는 조임근이 꽉 조여져 있어 소변이 흐르지 않는 것이 정상이다. 기침으로 인한 복압 증가가 방광과 요도에 균등하게 영향을 미치는 위치에 방광목이 자리한다. 방광목이 정상 위치로부터 아래쪽으로 이동할 때 복압이 증가하면 해당 압력이 요도에는 잘 전달되지 않는데, 그 결과 방광 내부의 압력이 조임근의 압력보다 높아져 소변이 누출되고 마는 것이다.

즉, 복압 요실금은 요도 조임근의 약화와 방광목의 위치 변화가 동시에 발생하며 나타난다고 할 수 있겠다. 복압 요실금 치료의 경우 수술이 아닌 운동으로 완화되는 경우가 많으며, 약물치료와 다양한 외과 수술법이 있다.

화장실에 가기도 전에?
복압성 요실금 다음으로 흔한 '절박성 요실금'

복압성 요실금 다음으로 흔한 두 번째 요실금이 바로 절박성 요실금이다. 갑작스레 참을 수 없을 만큼 소변이 마렵고, 이때 화장실을 제대로 찾지 못하면 소변 누출이 발생하는 것이다. 화장실에 가야 하는데, 라고 생각하는 순간 오줌이 새버리거나 화장실에서 속옷을 내리던 중 소변이 새버려 속옷을 적시는 등의 증상이라 할 수 있겠다. 어쩌다 나타나는 것이라면 정상이지만 일상생활에 문제가 생길 만큼 자주 발생하거나 요로감염이 재발 될 경우 문제가 된다. 보통 절박성 요실금은 요절박, 빈뇨, 야간뇨를 주 증상으로 하는 과민성방광 증상 중 한 가지인데, 이유가 무엇일까?

절박성 요실금은 대부분 방광 벽에 있는 근육, 즉 배뇨근이 불안정해 생기는 것으로, 이러한 증상을 '배뇨근 불안정'이라고 부른다. 배뇨근은 오줌을 눌 때 소변이 방광목을 통과해 빠져나가도록 힘을 가하기 위해 수축하는 역할을 하는 근육인데, 정상적인 상태에선 소변을 배출할 때까진 배뇨근이 수축하지 않는다. 그러나 앞서 말했듯 배뇨근이 불안정해지거나 과민해지는 경우, 의지와 상관없이 수축하게 되어 요절박증이 생기게 되고, 이로 인해 평소보다 자주 화장실을 가게 된다.

이 증상은 심해지고 약해지기를 반복하는 경향이 있으며 주로 겨울에 심해진다. 의지와 상관없이 근육이 수축하는 것을 불수의적 수축이라고 하는데, 원인은 다양하다. 이 중 기침 또한 한 가지 원인이므로 배뇨근불안정을 가진 환자가 복압요실금 증상에 대해 상담하기 위해 병원을 찾는 경우도 있다. 기침할 때마다 소변이 새기 때문에 이를 복압요실금 증상으로 오해하는 것이다. 흐르는 물을 보거나 소리를 듣는 것도 원인이 될 수 있으니 자세한 상담은 반드시 병원을 찾아가 보자. 방광이 차면 찰수록 불수의적 수축이 일어날 가능성이 커진다.

요절박증의 유형은 크게 두 가지로 나눌 수 있는데, 방광이 매우 불편한 느낌을 받지만 실제로 소변이 새지는 않은 '감각 요절박증', 불수의적 수축을 동반하는 배뇨근 불안정(운동 요절박증)이 있다. 증상만 보고서는 확실히 구별하기 어려우니 증상을 잘 기억해두되 혼자 추측하지 말고 전문가를 찾는 것이 우선이다.

그렇다면 절박 요실금의 원인은 무엇일까? 안타깝게도 절박 요실금의 원인은 명확하게 알 수 없다. 배뇨근불안정은 방광배출반사 작용의 조절능력 상실이나 방광으로 연결되는 신경 중 하나가 과도하게 작용하는 것과 관련 있다. 즉 뇌졸중, 척추손상, 파킨슨병, 다발성경화증과 같은 신경질환이 원인이 되어 일어나는 경우가 대표적이다. 또한 방광과 요도를 지배하는 대뇌, 척수, 말초신경을 침범하는 어떠한 질병도 요실금을 유발할 수 있다. 이때 신경적 요인이 확실한 배뇨근 불안정의 원인일 때 이를 배뇨근과 반사라고 한다.

절박요실금 환자들을 살펴보면, 유년 시절 잠자리에서 오줌을 싼 경험이 있거나 평상시에 방광 기능이 좋지 않았던 사람들이 많다. 이런 경우 어린 시절 방광훈련을 제대로 받지 못한 것이 원인일 수 있으며, 유전으로 가족 구성원 중 동일한 증상을 보이는 사람이 있는 경우도 있다. 또한 과거에 요실금 수술을 받았던 여성도 이와 같은 증상을 보일 수 있다. 요실금 수술 시 소변 누출을 막기 위해 방광목을 막아주는 경우, 그로 인해 방광의 배뇨근이 두꺼워져 정상적인 기능을 하지 못하고 불안정해지는 것이다.

절박 요실금은 보통 행동요법이나 약물치료를 통해 치료할 수 있으며, 이와 같은 치료는 증상을 약하게 만들지만 낫게 하지는 않는다. 식이요법이나 생활습관의 변화가 도움이 될 수도 있다.

내 의지와 상관없이… 모든 증상이 함께 보인다면? '혼합성 요실금'

복압요실금 환자의 약 25%는 절박 요실금이 함께 나타나는 복합 요실금의 형태를 보인다. 특히 절박성 요실금의 경우 앞서 썼듯 만성 혹은 급성 방광염, 당뇨, 자궁 수술, 뇌졸중이나 치매 같은 뇌 질환이나 척수 손상 등의 중추신경계 질환을 앓는 경우에도 올 수 있으므로 본래 복압 요실금을 앓던 환자에게 절박 요실금이 나타나거나, 반대로 절박 요실금을 앓던 환자에게 복압요실금 증세가 함께 나타나기도 한다. 그렇다면 어떻게 증상을 치료해야 할까?

수술만으로도 75%의 환자들은 절박 요실금이 소실되지만 25%는 절박 요실금이 그대로 계속되거나 더욱 심해지며, 이전에는 없었던 절박 요실금이 새로 생기는 경우도 있다. 이에 따라 복합요실금 환자의 경우 어떤 요실금이 생활에 더 불편함을 끼치는지를 잘 파악하고 치료에 임해야 한다. 환자들은 대부분 절박 요실금을 더욱 불편해하는 경향이 크기 때문에 절박 요실금을 먼저 치료하는 경우가 많다.

배뇨 동작이 어려워요, '일과성 요실금'

일과성 요실금은 노인들에게 흔한 요실금 형태로, 젊은 연령층에서 나타나는 요실금 형태와 달리 노인들은 몸의 이상으로 인해 갑자기 생기는 일과성 요실금이 1/3을 차지한다. 이러한 일과성 요실금은 제때 확인 및 치료하지 못할 경우 기능성 요실금으로 발전할 수 있으니 단순 노화 현상으로 간과하지 않고 병원을 찾는 타이밍이 중요하다고 하겠다.

요실금을 일으키는 명백한 원인이 있어 그 원인만 제거해주면 대부분 요실금이 없어지곤 한다. 그렇다면 일과성 요실금의 원인은 무엇일까? 섬망, 요로감염, 치매, 위축성 질염, 약물, 당뇨 혹은 몸이 불편한 증세나 정신과적 문제가 있을 때, 일상 활동이 제한된 경우, 만성 변비 등을 들 수 있으며, 이외에도 여러 가지 약물에 의해서도 증상이 심해질 수 있다.

노인성 요실금을 단순 노화 현상으로 이해하여 치료하지 않는 경우, 혹은 자식이나 주변인에게 말하는 것이 부끄러워, 혹 치매로 오인당할까 봐 두려워 패드나 기저귀 등으로 대처하며 속앓이를 하는 경우가 많다. 그러나 일과성 요실금은 앞서 말했듯 충분히 치료할 수 있으며, 환자가 적절한 대처를 취한다면 완치 역시 가능하다. 완치되지 않더라도 삶의 질을 높이고 합병증을 예방할 수 있으니 역시 중요한 것은 혼자 담아두지 않고 이야기하는 것이다. 그러기 위해선 환자 본인의 마음가짐도 중요하지만, 주변인들의 반응 역시 중요하다. 요실금을 앓는 환자를 그저 냄새난다거나, 나이가 들었다거나 하는 식으로 부담감을 주지 않고, 환자 스스로 자신을 부끄러이 여기지 않도록 차근차근 대화하는 것이다. 사람은 누구나 약자로 태어나서 약자로 돌아간다. 어쩌면 다른 요실금 증세만큼이나 노인성 요실금, 일과성 요실금 역시 흔할 것이다. 내 주변인, 내 가족, 혹은 나 자신이라 생각하고 가벼이 여기지 말자.

배출이 어려워 발생하는 '범람 요실금'

전체 요실금 환자의 약 5%를 차지하는 범람 요실금.

소변을 누게 되는 과정은 이제 모두 머릿속에 담아두고 있을 터이다. 방광에 충분한 양의 소변이 채워진 후, 방광이 정상 용적보다 커졌을 때. 소변이 새서 요실금이 발생하는 경우가 바로 범람 요실금이다. 다른 요실금과 다른 점은 소변 배출을 제대로 할 수 없어 발생하고, 새는 것이 아니라 배출이 어렵다는 것이다.

얼핏 보기에 오줌이 새는 것보단 나아 보일지도 모르나, 이는 범람 요실금을 모르고 하는 소리다. 이렇게 방광이 정상 용적보다 커졌을 때, 소변으로 빵빵하게 차 부풀었음에도 요실금이 발생하는 이유는 무엇일까. 일반인의 정상 방광 용적은 약 300cc에서 500cc에 이른다. 그러나 방광 내에 소변이 500cc 이상 채워진 이후에도 방광의 수축력에 문제가 생겨 소변을 밖으로 배출하지 못하는 사람들이 있다. 이 또한 방광 기능에 이상이 생긴 것으로, 이전에 쌓인 소변이 배출되지 못하고 신장에서 새로이 만들어진 소변이 계속 방광으로 내려오면 방광이 과도하게 팽창한다. 결국 더 이상 팽창할 수 없을 만큼 방광이 늘어나면 방광이 이를 견디지 못하고 컵에서 물이 흘러넘치듯 방광에서도 소변이 흘러넘치게 되어 요실금이 발생하는 것이다. 컵에 물이 가득 찬 후에도 계속 컵에 물을 따르면 넘치는 것과 마찬가지 이치이다.

그렇다면 범람 요실금의 원인은 무엇일까? 당뇨병에 의한 방광 장애, 자궁암이나 직장암과 같이 골반 장기의 수술을 받은 경우에 발생할 수 있다. 즉 심한 골반장기 탈출증이나 신경인성방광이 있으면 발생할 수 있는 증상이다. 혹은 분만 직후에 생길 수도 있는데, 방광에 있는 신경이 출산으로 인해 내부 압력에 민감하게 반응하지 못하고 소변이 차도 마려운 느낌을 받지 못해 생기는 경우가 있다.

출산 후 생긴 범람 요실금의 경우, 방치할 경우 방광이 더 늘어나고, 그럴수록 방광 기능이 약해진다. 자궁 역시 마찬가지다. 자궁이 위로 올라가게 되어 자궁 수축도 약해지고, 이완성 자궁 출혈이 생길 수도 있다.

한눈에 보는 증상별 요실금

1. 복압성 요실금

복압성 요실금은 가장 흔하며, 전체 요실금 환자의 절반 이상을 차지한다. 기침, 재채기, 격한 운동 등 복부에 힘을 주면 소변이 새는데, 증상이 심해지면 약간의 압력만으로도 소변이 새어 나오게 된다. 원인은 임신, 출산으로 인한 골반근육의 손상/노화가 대표적이며, 폐경기 때 호르몬 변화, 만성적 기침이나 변비로 인한 복부 힘주기 등이다.

2. 절박성 요실금

복압성 요실금 다음으로 흔한 것이 절박성 요실금이다. 갑작스레 소변이 마렵고, 바로 화장실을 찾지 못하면 소변이 새거나 속옷을 내리는 중 볼일을 봐버리는 것 등이 절박성 요실금의 증상이라 할 수 있다. 본래 절박성 요실금은 요절박, 빈뇨, 야간뇨를 주 증상으로 하는 과민성방광 증상 중 한 가지인데, 대부분 방광 벽에 있는 근육(배뇨근)이 불안정해질 때 생긴다.

3. 복합성 요실금

복압요실금 환자의 약 25%는 절박 요실금이 함께 나타나는 복합 요실금의 형태를 보인다 . 특히 절박성 요실금의 경우 만성 혹은 급성 방광염, 당뇨, 자궁 수술, 뇌졸중이나 치매 같은 뇌 질환이나 척수 손상 등의 중추신경계 질환을 앓는 경우에도 올 수 있다. 그렇기에 복압 요실금을 앓던 환자에게 절박 요실금이 나타나거나, 반대로 절박 요실금을 앓던 환자에게 복압요실금 증세가 함께 나타나기도 한다.

4. 일과성 요실금

일과성 요실금은 노인들에게 흔한 요실금 형태로, 젊은 층과 달리 노년층의 요실금에는 일과성 요실금이 1/3을 차지한다. 원인은 섬망, 요로 감염, 치매, 위축성 질염, 약물, 당뇨 혹은 몸이 불편한 증세나 정신과적 문제가 있을 때, 일상 활동이 제한된 경우, 만성 변비 등이다. 이외에도 여러 가지 약물에 의해서 요실금 증상이 심해질 수 있다.

5. 범람 요실금

범람 요실금은 전체 요실금 환자의 약 5%를 차지한다. 방광에 충분한 양의 소변이 채워진 뒤 방광이 정상 용적보다 커졌을 때 소변이 새서 요실금이 발생하는 경우가 바로 범람 요실금이다. 뭇 요실금들과 다른 점이라면 소변 배출을 제대로 할 수 없어 발생한다는 것이다. 당뇨병에 의한 방광 장애, 자궁암이나 직장암과 같이 골반 장기의 수술을 받은 경우에 발생할 수 있다. 즉 심한 골반장기 탈출증이나 신경인성방광이 있는 환자, 또는 분만 직후의 산모에게도 생길 수 있으며, 방광에 있는 신경이 출산으로 인해 내부 압력에 민감하게 반응하지 못하는 것이 원인이다.

6

증상과 원인이 다른 요실금,
정확한 진단이 우선이다

앞에서 다양한 요실금의 유형과 원인을 짧게 알아보았다.

흔히 우리가 모두 '요실금'으로 묶어 부르는 증상은 자세히 알고 보면 모두 증상이 다르고, 원인이 다르고, 치료법 또한 다르다. 모르고 보면 단순히 오줌이 새니까, 오줌을 조절할 수 없으니까 요실금이라고 덮어두고 행동하고 만다.

같은 나잇대라도 요실금의 원인이 다르고, 증상이 비슷하다 해서 치료법도 비슷한 것은 아니다. 자신이 보기엔 이런 증상이었는데, 막상 알고 보니 전혀 다른 병일 때도 있지 않은가.

앞서 다양한 연령대 여성들의 요실금 사례를 보았다. 지금까지 설명한 요실금 증세를 통해 앞의 사례를 다시 읽어보자. 누가 어떤 요실금 증상인지 바로 감이 오는가? 일흔넷, 정순 씨는 노인성 요실금처럼 보이니 일과성 요실금인가보다. 서른일곱 수영 씨는 출산을 두 번이나 했으니 범람 요실금일지도 모르고, 스물여섯 미경 씨는 신경성일까? 그러나 이는 추측에 불과하다. 정확한 진단이 아니라면 함부로 추측하는 것은 위험하다. '남들은 이렇게 해서 요실금 금방 나았다던데, 너도 이렇게 해봐!'라는 말에 흔들리는 것은 더 위험하다. 단순히 복압성 요실금인 줄로만 알았는데 복합성일 수도 있고, 나도 잊었던 가족력의 합병증일 수도 있다.

대한민국은 분명 세계 어느 곳보다도 의료보험이 잘 발달한 나라이고, 어느 선진국에도 뒤지지 않는 뛰어난 병원과 의사들이 많은 나라이기도 하다. 옛날에는 의사를 두려워하고 그저 참는 것을 능사로 여기던 때도 있었으나 21세기인 지금은 다르다. 사람들은 병원에 가는 걸 두려워하지 않지만 유달리 산부인과와 비뇨기과에 가는 것은 어려워한다. 특히 여성일수록 몸을 사린다.

산부인과는 이름부터 여성을 위한 병원이지만 '부인과'라는 명칭 때문인지 미혼 여성들은 꺼리게 되고, 비뇨기과는 성별과 관계없이 모두에게 중요한 병원이지만 '남자들이 가는 곳'이라고 생각해 발걸음을 돌리고 만다. 하지만 그래서는 아무것도 변하지 않는다.

병원에 가자. '~카더라'에 의지하지 말고 어설프게 알려 하지 말자. 어떤 병도 그저 참는다고 해서 낫지 않는다. 지나가는 병 같은 건 없다. 모든 것은 내 몸에 쌓인다. 쌓인 증상은 다른 병이 되어, 더 큰 증상이 되어 파도처럼 당신을 덮친다. 남들에게 보이지 않는 신체 부위 때문에 남들에게 부끄러운 모습을 보이기 싫다는 그런 마음가짐을 버려라. 모두 당신의 몸이다. 부끄러워할 필요 없다. 진정 부끄러워해야 할 것은 당신을 그렇게 보는 그 사람들이다.

@ Henrik Widergren의 〈Never Google Your Symptoms〉

재미있는 노래 하나를 소개해볼까 한다. 스웨덴 출신 의사이자 싱어송라이터인 Henrik Widergren의 〈Never Google Your Symptoms〉라는 노래다. 1917년생인 Henrik은 의사이자 싱어송라이터로 건강을 주제로 음악활동을 한다.

이 노래 역시 마찬가지이다. 번역하자면 〈구글에서 증상 검색하지마!〉 쉬운 영단어로 이뤄진 중독성 깊은 이 노래는 가사를 알고 들으면 더더욱 재미있는데, 실제 의사가 부른다는 점이 더욱 재미있다. 인터넷 검색의 대명사인 구글. 사람들은 의사를 찾기보단 구글 검색을 선호하고, 구글에서 먼저 읽은 정보를 바탕으로 '자가진단'을 한다. 내가 내린 진단이 맞을 확률은 얼마나 될까? 나는 내 병을 모두 알고 있을까? 내 눈으로 본 증상이 과연 정확할까?

모든 증상이 다 심각하지.
'열과 붉은'을 검색하면 에볼라에 걸려 곧 죽게 되지.
'콧물이 나요'를 검색하면 그건 '뇌척수액'이래. '뇌수'가 새고 있어!
'가려움'과 '에취!'를 검색하면 '과민성 쇼크'와 '정신질환'이 나오지.

어려운 병명도 있지만 이를 제외하면 어렵지 않은 노래는 말한다. '구글에 검색하지 말고 병원에 가자. 전문가를 믿자. 병원에 가면 해결될 일을 혼자 명확하지 않은 정보로 전전긍긍하며 속에 담아두지 말자.'

물론 가벼운 감기 증상에 화들짝 놀라는 일은 있어도, 가벼운 요실금 증상에 화들짝 놀라는 일은 드문 편이다. 주변에 '나 오늘 감기 기운이 있는 것 같아'라고 말하는 사람은 많지만 '요실금 증상 때문에 화장실에 자주 가게 돼'라고 말하는 사람은 쉽게 보이지 않는다. 너무 가볍게 여겨 넘기지도, 너무 겁먹지도 말자.

이상한 증상이 있다면 병원을 찾아라. 전문가와 상담하자. 집을 구할 때 부동산을 찾듯, 가구를 살 때 가구점에 가듯, 주변인들에게 고민을 털어놓는 것에서 멈추지 말고, 병원에 가서 상담과 진단을 받자.

7

요실금, 방치하면 어떻게 될까?

모든 것은 이어져 있다. 내 몸도 그렇다.

하나를 챙기는 것이 곧 모두를 챙기는 것이고, 모두를 챙기는 것이 결국 하나를 챙기는 것이다. 그런 의미에서 내 몸을 가꾸지 않을 때, 내가 나를 챙기지 않을 때 생기는 일에 관해 이야기하고자 한다. 여성 요실금! 단순히 '오줌이 새는 것'이라고 생각했던 요실금이 알고 보니 원인과 증상이 다양하고, 요실금이라고 부르지만 다 같은 요실금이 아니라는 것도 알았다. 그렇다면 이제 무엇을 알아볼까? 요실금을 그대로 두었을 때, 단순히 참고 견딜 때 어떤 일이 일어나는지를 알아보자.

배뇨장애란?

소변을 보는 일을 생각해보자. 소변을 배출하는 것, 이는 곧 방광을 비우는 것이며, 우리가 말하는 배뇨장애란 방광을 비우는 기능에 이상이 생긴 것이다. 배뇨장애는 크게 두 가지로 나눌 수 있는데 첫째로는 방광근이 약하거나 제대로 수축하지 못하는 경우다. 방광 근육이 제대로 움직이지 않으니 당연히 방광이 제대로 비워지지 않게 된다. 둘째로는 방광목이 이완되지 않거나 상처가 나 있는 경우다. 방광은 소변을 담아두는 주머니다. 뻣뻣하고 단단한 것이 아니라 차면 늘어나고 비면 줄어드는 것이 방광의 일인데, 이렇게 이완되지 않거나 상처가 나게 되면 방광근이 방광목을 통해 소변을 배출하는 것이 어려워진다.

두 경우 모두 방광이 완전히 비워지지 않게 된다. 이러한 증상은 각기 발생할 수도 있고 동시에 나타날 수도 있다. 이때 증상은 다양하게 나타나는데, 재발 방광염, 배뇨 지연, 요절박증과 빈뇨증, 요폐증, 범람 요실금, 방광 통증 등이 있다. 이렇게 이름만 들어서는 와 닿지 않을 테니 하나하나 살펴보자.

방광염이 재발한다고요?

여성에게 방광을 비우는 데 장애가 있음을 알려 주는 흔한 증상은 재발 방광염에 의한 것이다. 재발 방광염은 방광에 이상이 생겼음을 알려주는 흔한 증상 중 하나이다. 소변을 제대로 배출하지 못할 경우 방광의 방어 시스템이 약해지는데, 이는 세균 감염이 쉽게 일어나는 원인이 된다. 왜일까? 박테리아는 보통 소변을 배출하는 동안 방광이나 요도 바깥 부분에서 씻겨 내려간다. 그러나 이는 어디까지나 정상적인 상황에 한해서이며, 배출 기능에 이상이 생겨 방광이 제대로 비워지지 않을 경우 박테리아가 방광에 머무는 시간이 길어지게 된다. 제대로 씻겨나가지 않아 방광에 남아있는 박테리아가 감염을 일으켜 방광염까지 이어지게 되는 것이다. 물론 방광염은 방광 이상뿐만 아니라 인체 면역력이 떨어지는 경우 다른 질병과 함께 재발하기도 하나, 가장 큰 원인 중 하나는 결국 배뇨 기능의 이상이다.

배뇨 지연

배뇨 지연이란 소변을 배출하고 싶어도 실제 배뇨를 시작하기까지 시간이 오래 걸리는 증상을 일컫는다. 단순히 마려운데도 나오지 않는 것에 그치는 것이 아니라, 극단적인 경우 배출하려 할 때마다 통증이 생기는 배뇨통으로 발전하기도 한다. 이 증상은 흔히 남성 질환인 전립샘증과 관련하여 나타나기도 하는데, 오줌이 나오지 않아 한참을 변기 위에 앉아있는 것을 방치할 경우 오줌이 마렵기만 해도 하복부에 통증이 발생하여 고통을 호소하게 된다. 평소보다 소변 배출에 시간이 걸리는 일이 잦아지거나 이유 없이 해당 부위에 통증이 발생할 경우 이를 의심해 보는 것이 좋다.

요절박증과 빈뇨증

요절박증은 반대로 갑자기 참을 수 없을 정도로 소변이 마려워지는, 억제할 수 없는 소변 배출 욕구가 발생하는 증상이다. 방광이 제대로 비워지지 않으면 활용할 수 있는 공간이 줄어들어 배뇨 빈도가 증가하거나 야간뇨가 생길 수 있다. 평소 발생하는 소변의 양은 그대로인데 방광에 이상이 생겨 소변을 견디지 못하는 것이다. 이 역시 그저 화장실을 자주 가는 것으로 참으려 들다간 통증이 동반될 수 있으며, 의식하기 전에 먼저 오줌이 나와 새 속옷이 젖는 경우까지 발생하니 주의하자.

요폐증

요폐증은 쉽게 말해 방광이 비워지지 않는 증상이다. 남성에게 흔히 생기는 증상으로 알려져 있는데, 이는 여성은 방광과 요도 사이에 다른 기관이 존재하지 않아 급성 요폐가 생기는 경우가 무척 드무나 남성은 전립선이 있어 소변이 잘 안 나오는 증상이 생길 수 있기 때문이다. 즉, 여성은 소변이 새는 요실금이, 남성은 소변이 나오지 않는 급성요폐-방광염증이 나타난다고 볼 수 있겠다

그러나 드물게 여성 역시 요폐증이 생길 수 있다. 이 증상이 갑작스럽게 나타날 경우 심한 고통이 발생하며, 장시간 방광이 가득 차 생기

는 손상을 막으려면 즉각적인 조처를 해야 한다. 이 역시 방치할 경우 만성 요폐증이 나타나기도 하는데, 만성은 상대적으로 고통은 덜하다. 요폐증은 섬유종이 요도를 누르고 있는 등, 방광 출구가 막히거나 방광이 소변을 배출할 만큼 충분한 힘이 없는 경우에 나타난다.

요폐증 치료의 첫 단계는 카테터를 이용해 방광을 비우는 것이다. 이 작업이 끝나면 의사는 방광을 누르는 덩어리 등 원인을 찾아내기 위해 검사를 하게 된다. 방광의 압력으로 콩팥이 손상되지 않았는지를 조사하기 위해 혈액검사와 초음파 검사를 하거나, 요역동학검사*를 하기도 한다.

범람 요실금(방울 떨어짐 요실금)

범람 요실금은 이전 장에서 이야기하기도 했었는데, 쉽게 말해 소변이 새는 증상이다. 지속해서 소변이 새는 이 증상은 주로 전립샘에 이상이 있는 남성에게 나타나는 증상이지만 커다란 섬유종(자궁근종)이 방광에 압력을 가하는 경우 여성에게도 발생할 수 있는 증상이다. 또한 방광의 조절 기능이 상실되는 다발성경화증과 같은 질병으로 인해 발생하기도 한다.

이 경우 방광이 소변을 배출하기 위해 수축하는 것과 동시에 요도

---

* 요역동학검사: 방광의 기능을 평가하기 위해 실시하는 표준검사. 방광 내 압력과 용적 사이의 관계를 측정하여 정상 여부를 조사한다.

조임근이 방광을 비우는 것을 막기 위해 수축하게 된다. 방광과 요도가 서로 맞지 않으니 문제가 생기는 것. 다른 원인으로는 누관*이 있다.

방광 통증

배뇨장애로 생기는 방광 통증. 이는 방광을 비우려는 강한 욕구로 볼 수 있는데, 이를 요절박증이라 부르기도 한다. 이때 통증은 일반적으로 골반뼈, 즉 치골 바로 위에 있는 '두덩위'에서 발생한다. 요로감염일 때 역시 심한 요절박증이 생길 수 있지만, 주로 소변을 배출할 때 타는 듯한 통증을 일으키는 것이 바로 방광 통증이다. 때에 따라 심한 하복부 통증, 하복통을 일으킬 수 있으니 주의하자. 이 역시 만성이 될 수 있으며, 심한 경우 배뇨 후에 묵직한 통증이 남는 수도 있다.

---

* 누관: 방광과 질 같은 두 공간 사이에 생긴 비정상적인 통로. 요실금의 원인이 될 수 있다.

8

요실금과 다양한 배뇨장애 원인

다양한 배뇨장애의 공통점은 바로 두고 보다가 만성이 된다는 것이다. 대다수 병이 그렇지만 특히 배뇨장애의 경우 큰 문제가 될 것 같지 않다는 이유로, 혹은 주위에 말하기 꺼려진다는 이유로 방치하다가 큰 화를 입는 경우가 많다. 그러나 한두 번 참던 것이 만성이 되면 심각해지기 마련이므로 남들에게 보이기 힘든 부위일수록 누구보다 나 자신을 챙겨야 한다.

그렇다면 배뇨장애의 원인은 무엇일까? 다양한 배뇨장애의 원인을 짚어보자. 배뇨장애의 원인은 요실금의 원인이 그렇듯 다양하다. 약물, 수술, 신경 손상, 신경 이상, 요도협착, 출산, 탈출증, 경막의 마취, 약화된 배뇨근, 섬유종 혹은 골반 속 덩어리, 요로감염, 변비 등인데, 이 중 몇 가지를 자세히 알아보자.

약물

먼저 항우울제와 같은 약물은 방광의 수축능력을 억제할 수 있다. 방광 기능이 정상인에 비해 비교적 약한 경우, 약물로 인한 요폐증까지 생길 수도 있다. 물론 항우울제는 방광 이외에도 다양한 장기에 영향을 줄 수 있으므로 실과 득을 생각하여 의사와 상의 후에 투약해야 한다.

신경 손상

방광과 연결되는 신경이 손상될 경우 방광의 수축 능력이 떨어질 수 있다. 즉, 만성 혹은 급성 허리질환이나 추간판탈출 등의 장애가 배뇨장애를 유발하는 원인이 되기도 한다. 이는 대부분 원인을 제거하고 교정하면 보다 수월하게 완화된다.

여자라면 누구나… 출산!

출산! 여자라면 한 번쯤 생각해보는 중대한 일이다. 임신과 출산이 여성의 신체에 크고 작은 영향을 끼친다는 건 모두가 알지만 이를 쉽게 생각하는 경향이 있다. 생명을 잉태하는 것은 참으로 소중하고 중요한 일이나 그만큼 산모의 몸에 다양한 영향을 끼친다.

특히 출산의 결과로 오는 요폐증을 보자. 방광의 신경 기능을 감퇴시킬 수 있는 경막 마취 후에 나타나는 게 요폐증이다. 경막 마취를 받은 여성은 방광을 보호하기 위해 정상 감각이 돌아올 때까지 약 12시간 동안 카테터를 유치하고 있어야 한다. 특히 겸자분만 시 이러한 위험도가 커지는데, 회음부나 질의 외상으로 소변 배출 시 통증이 생겨 산모가 소변 배출을 회피하게 되는 경우 결과적으로 소변 배출을 하지 못하는 결과로 이어지기도 한다.

섬유종

섬유종은 또 어떠한가? 섬유종은 자궁 안에서 자라나는 양성 종양으로, 섬유종이 외부에서 방광목을 차단하는 경우 소변 배출이 점차 힘들어지게 된다. 섬유종이 커질수록 증상도 심해져 요폐증에 이르게 되며, 변비와 같은 골반 속 덩어리도 비슷한 증상을 일으킬 수 있다. 섬유종은 흔히 볼 수 있는 부인과 질환으로, 배뇨장애를 일으키는 다양한 원인 중 하나이다.

수술 후에도 발생한다고?

골반 수술, 특히 요실금 수술 후 일시적인 배뇨장애가 생기는 경우 또한 존재한다. 방광목을 제 위치로 올리는 경우 폐색이 발생할 가능성이 있기 때문이다. 폐색이란 소변이 생성되는 신장에서 소변이 몸을 빠져나가는 요로까지, 요로 어디에서든 정상적인 흐름이 억제되는 것으로 이로 인해 배뇨 속도가 느려지는 현상이다. 방광 근육의 수축 압력이 이를 극복하지 못할 경우 특히 방광을 비우는 데 어려움을 겪게된다. 수술 후 배뇨장애는 단기 증상과 장기 증상으로 나눌 수 있는데약 20%의 여성이 경미한 배뇨증세를 보이며, 대부분 치료 가능한 수준이다.

여자에게도 나타날 수 있다, 요도협착

요도협착은 보통 여성에게 나타나는 일은 드문 증상이다. 외상이나감염으로 인해 요도 내벽에 손상이 생겨 상처를 남겼을 때 발생하는증상으로, 협착으로 인해 요도의 폭이 줄어 배뇨장애가 일어나거나 출구 폐색이 생길 수 있다. 이때 요도를 확장하거나 좁아진 곳을 잘라내는 수술이 필요한데, 수술에 앞서 다른 이상은 없는지를 검사하고 수술로 인해 요도가 더 손상되지 않는다는 확신이 필요하다. 요도협착은재발이 잦아 재수술이 필요한 경우도 흔히 발생한다.

자연스러운 노화 현상, 그러나? 배뇨근 약화

배뇨근이 약화하는 현상은 사실 자연스러운 현상이다. 나이가 들수록 수축력이 떨어지며, 방광벽 또한 점점 더 경직되어 방광의 기능이저하된다. 이와 같은 증상은 정상적인 노화 현상으로 노인들이 청장년층에 비해 화장실에 자주 가고 소변을 배출하는 데 보다 시간이 오래걸리는 원인이기도 하다. 그러므로 배뇨근 약화는 그 자체로는 반드시문제가 되는 것은 아니다. 소변을 배출할 때는 골반 바닥 일부가 이완되는데, 이로 인해 배출이 가능한 경우도 있기 때문이다.

그러나 보통 여성들이 방광을 비우기 위해서는 방광의 수축하는 힘이 필요하다. 노화 현상 이외에 방광으로 연결된 신경이 정상적인 작동을 하지 못해 배뇨근이 제대로 수축하지 못하는 경우도 있으며, 요폐증 후 또는 당뇨병이나 다발성경화증, 뇌중풍의 결과로 방광에 연결된 신경이 손상되어 정상적인 수축력을 보이지 못하는 경우도 있다.

중요한 사실은 '가볍게 넘기지 말 것'

단순히 화장실에 자주 가거나 화장실에 오래 있을 뿐, 별문제는 아닐 거로 생각했던 요실금과 배뇨장애. 그러나 배뇨장애는 다양한 증상을 유발하며, 원인 또한 다양하다. 우리가 생각하는 것보다 우리의 몸은 더 섬세하고 신묘하여 끝없이 우리에게 신호를 보낸다. 다양한 증상, 알 수 없는 통증은 몸이 주인에게 보내는 의사소통 신호이다. 이를 잡아내지 못하고 그저 참는 것은 어리석은 일이다. 대화란 무엇인가? 상호 소통이다. 경미한 배뇨장애는 간단한 조언만으로 개선되는 사례가 많다. 간단한 조언, 간단한 생활습관 정리 등, 그저 증상을 짚고 알아가는 것만으로도 개선되는 증상들을 키우는 이유는 무엇일까? 이미 답은 나와 있다.

심하지 않다고 해서 넘기지 말자. 이런 증상이 내가 아닌 내 가족에게 나타났다고 해도 이렇게 가벼이 넘길 것인가? 내 남편이, 내 자식이, 내 친구가 이런 고통을 앓는다면 당연히 병원을 권할 것이다. 남일이라면 함께 걱정해주며 도와줄 사람들이 왜 자기 몸의 이야기는 듣지 않고, 자기 몸은 걱정하지 않는 것일까?

남을 돕는 것은 물론 올바른 일이다. 좋은 일이기도 하다. 그러나 정작 나를 돕지 못하면서, 나를 챙기지도 가꾸지도 못하면서 남을 챙기는 것이 무슨 의미가 있단 말인가? 나 자신을 아끼고 보살필 수 있을 때 비로소 남을 돌볼 수 있다는 것을 기억하자. 남에게 보이는 것이 아닌 오로지 나를 위한 돌봄, 나를 위해 나를 가꿀 때 나는 더 아름다워진다는 것을.

다양한 증상을 읽으며 사람 몸이라는 것이 이토록 많은 병이 있고 통증이 있다는 사실을 알았을 것이다. 특히 배뇨 기관 질병의 경우 다들 쉬쉬하기 때문에 이게 정상인지, 문제라면 얼마나 문제인지를 가늠하기가 어렵다. 학교에서도 배뇨 기관 질병에 대해서는 잘 알려주지 않고, 성인이 된 뒤에도 그다지 중요하게 여기지 않기 때문이다. 남들이 다 이런가? 잠깐 이러나? 하고 넘기는 사이 간헐적인 증상은 만성이 되고, 누가 봐도 '아닌' 상태가 되었을 때는 이미 늦은 상황이 되어버리고 만다. 여기에 쓰인 다양한 배뇨장애는 그저 일부에 불과하다.

모르는 것은 죄가 아니다. 내 몸이라 한들 아는 게 없으니 몸이 보내는 신호를 읽지 못하는 것 역시 잘못된 일은 아니다. 세상에서 가장 위대하고 끈끈한 관계라는 엄마와 아이 사이도 하루아침에 이루어지는 것은 아니지 않은가? 모든 엄마가 낳자마자 아이의 옹알이를 이해하는 것이 아니듯, 내 몸이라 해도 아는 것이 없으면 이게 어떤 증상인지, 내 몸이 나에게 무슨 신호를 보내는지를 명확히 알기 어렵다.

모든 사람이 내 몸에 대해 구석구석 정확히 알기는 분명 어려운 일이다. 알음알음 공부한다 한들 내 몸을 직접 관찰하고 알아내는 것과는 다르다. 그래서 병원이 있다. 당신의 몸을, 당신의 몸이 보내는 신호를 읽어내 줄 전문 의료인과 병원이 있다. 사람은 혼자 살 수 없는 동물이고, 서로 도움을 받는 것은 나쁜 일이 아니니까.

한눈에 보는 배뇨장애 원인

1. 약물

항우울제와 같은 약물은 방광의 수축능력을 억제할 수 있다. 방광 기능이 정상인에 비해 비교적 약한 경우, 약물로 인한 요폐증까지 생길 수도 있다.

2. 신경 손상

방광과 연결되는 신경이 손상될 경우 방광의 수축 능력이 떨어질 수 있다. 즉, 만성 혹은 급성 허리질환이나 추간판탈출 등의 장애가 배뇨장애를 유발하는 원인이 되기도 한다.

3. 출산

출산 후 여성들에게는 '요폐증'이라는 증상이 나타난다. 요폐증은 보통 방광의 신경 기능을 감퇴시킬 수 있는 경막 마취 후에 생겨나는데, 이 경막 마취를 받은 여성은 방광을 보호하기 위해 정상 감각이 돌아올 때까지 약 12시간 동안 카테터를 유치하고 있어야 한다. 특히 겸자분만 시 이러한 위험도가 커진다. 회음부나 질의 외상으로 소변 배출 시 통증이 생겨 산모가 오줌 누는 것을 회피하면 결국 배뇨장애로 이어지는 것이다.

4. 섬유종

섬유종은 자궁 안에서 자라나는 양성 종양이다. 섬유종이 외부에서 방광목을 차단하는 경우 소변 배출이 점차 힘들어지는데, 크기가 커질수록 증상도 심해져 마침내 요폐증에 이르게 된다. 한편 변비와 같은 골반 속 덩어리도 비슷한 증상을 일으킬 수 있다. 섬유종은 흔히 볼 수 있는 부인과 질환으로, 배뇨장애를 일으키는 다양한 원인 중 하나이다.

5. 수술 후 발생

골반 수술, 특히 요실금 수술 후 일시적인 배뇨장애가 생기는 경우도 있다. 수술을 통해 방광목을 제 위치로 올리는 경우 폐색이 발생할 가능성이 있기 때문이다. 폐색이란 요로 내에서 정상적인 흐름이 억제되어 배뇨 속도가 느려지는 현상으로, 방광 근육의 수축 압력이 이를 극복하지 못할 경우 방광을 비우는 데 어려움을 겪게 된다. 수술 후 배뇨장애는 단기 증상과 장기 증상으로 나눌 수 있는데 약 20%의 여성이 경미한 배뇨증세를 보이며, 대부분 치료 가능한 수준이다.

6. 요도협착

요도협착이 여성에게 나타나는 경우는 비교적 드물다. 외상이나 감염으로 인해 요도 내벽에 손상이 생겨 상처를 남겼을 때 발생하는 증상으로, 협착으로 인해 요도의 폭이 줄어 배뇨장애가 일어나거나 출구 폐색이 생길 수 있다. 이때 요도를 확장하거나 좁아진 곳을 잘라내는 수술이 필요한데, 재발이 잦아 재수술이 필요한 경우도 흔하다.

7. 배뇨근 약화

배뇨근 약화는 자연스러운 현상이다. 나이가 들수록 배뇨근의 수축력은 떨어지며, 방광벽 또한 점점 더 경직되어 방광의 기능이 저하된다. 그러므로 배뇨근 약화 자체만으로 반드시 문제가 되는 것만은 아니다. 소변을 배출할 때는 골반 바닥 일부가 이완되는데, 이로 인해 배출이 가능한 경우도 있기 때문이다.

요실금이 흔한 질병이라는 것도, 요실금이 여성의 삶에 어떤 영향을 끼치는지도, 요실금의 종류와 다양한 증상에 대해서도 알아보았다. 그렇다면 이제 요실금이 아닌 '요실금에 걸린 나'에 대해 알아볼 시간이다.

지금부터는 〈복압성 요실금〉, 〈절박성 요실금〉, 〈혼합성 요실금〉, 〈일과성 요실금〉, 이렇게 대표적인 네 가지 요실금에 관해 이야기할 것이다. 정확히는 이러한 요실금을 앓는 여성들, 우리의 이야기를 해 보고자 한다. 너무 딱딱한 이야기만 하면 지루해지기 쉬우니, 동네 친한 언니들과 볕 좋은 날 아이들, 집안일 모두 미뤄두고 기분 좋게 카페에서 수다 떠는 기분으로 편히 이야기해보자.

2장

나에게 찾아온 여성 요실금, 어떤 타입일까?

1 배에 힘주면 나와요 – 복압성 요실금

2 화장실에 도착하기도 전에? – 절박성 요실금

3 내 의지와 상관없이… – 혼합성 요실금

4 배뇨 동작이 어려워요 – 일과성 요실금

5 요실금 보조용품은 증상에 맞게

1

배에 힘주면 나와요 – 복압성 요실금

가장 흔한 유형의 요실금으로, 전체 요실금 환자의 40~50%가량을 차지하는 게 바로 복압성 요실금이다. 복압성 요실금이 어떤 요실금인지는 앞서 살펴봤으니, 어떻게 복압성 요실금을 진단하고 알아보는지, 그 후엔 어떻게 관리해야 하는지를 묻고 답하는 형식으로 알아보자.

Q. 복압성 요실금, 진단은 어떻게 하는 건가요?

A. 복압성 요실금의 진단은 병력 청취, 소변검사, 스트레스 테스트를 포함한 신체검사, Q-tip-test, 배뇨일지, 패드 검사, 요역동학검사 등등, 다양한 검사로 이루어진다. 필요한 경우 방사선 검사와 방광경 검사도 시행할 수 있으며, 이는 환자의 상태와 증상에 따라 달라진다. 이름만 들어선 무슨 검사인지 와 닿지 않는 것들이 많을 테니 쉽게 짚어보자.

먼저 복압성 요실금 진단에서 병력 청취는 매우 중요하다. 신경학적 이상 유무는 물론 부인과적 질환이나 골반강 내 수술 및 방사선 조사(쪼

임) 여부, 약물 복용 여부, 폐경 유무 등을 조사하고, 요실금의 정도와 양상 등을 확인한다.

두 번째로 요 검사, 방광염이 일시적으로 요실금을 유발할 수 있다는 사실은 이미 설명하였다. 하부 요로감염을 배제하기 위해 요 검사와 배양 검사를 시행한다.

세 번째로 신체검사, 요실금의 원인이 다양하다는 것도 모두 기억하고 있을 것이다. 그중에서 신경학적 요인에 의해 발생하는 경우도 많다 (특히 복압성 요실금이 그렇다). 신체검사는 요실금을 유발할 수 있는 신경학적 이상을 발견하는 데 초점이 맞추어진다. 항문 괄약근의 수축력 및 스스로 배뇨 중단이 가능한지를 파악하고, 방광이 처지거나 튀어나오는 방광류 등 골반장기 탈출증의 여부도 신체검사를 통해 확인한다.

네 번째, 스트레스 테스트는 생리식염수로 방광을 채우고 환자를 누운 자세에서 기침하게 하거나 배에 힘을 주게 하여 요실금이 발생하는지를 확인하는 검사이다.

다섯 번째, 정말 이름만 봐선 와 닿지 않는 Q-tip 테스트. 소독한 면봉에 윤활제를 바른 다음 요도를 통해 방광 입구까지 면봉을 삽입한 후, 환자가 배에 힘을 주었을 때 면봉이 올라가는 각도를 측정하는 검사이다. 이를 통해 요도의 운동성을 확인하는 것.

여섯 번째, 배뇨일지. 배뇨일지는 아직 표준화된 양식이 없어 병원이나 기관마다 각자 다를 수 있는데, 보통 3일간의 배뇨 양상을 기재하는 것이 일반적이다.

일곱 번째, 패드 검사. 패드 검사는 요실금 정도를 판정하는 데 사용되는 검사다. 검사 시간은 다양하지만 1시간 검사가 보편적으로 사용되며, 1시간 동안 여러 가지 활동 후에 패드에 새어 나온 소변의 무게를 측정하는 방식으로 진행된다.

여덟 번째, 요역동학검사. 환자의 증상이 복압성 요실금인지, 절박성 요실금과 동반된 혼합성 요실금인지, 요실금의 원인이 요도의 과 운동성 때문인지 아니면 내인성 괄약근의 기능 부전 때문인지 등등을 감별하는 데 유용하다. 요역동학검사는 배뇨 속도 및 잔뇨량 측정, 방광 내압 측정, 요도내압 측정, 요누출압 등의 객관적인 지표를 제공하는 검사다. 요역동학검사의 요누출압 결과에 따라 요실금 수술의 보험 여부가 결정되기도 하는 중요한 검사이다(물론, 우리나라 기준이다).

아홉 번째, 방사선 검사. 경회음부 초음파 검사가 주로 시행되는데 요도와 방광이 이루는 각도를 측정하는 데 유용한 검사이다.

마지막 열 번째, 방광경 검사. 이는 필수적인 검사는 아니며 하부 요로의 이상이 의심되는 경우에만 선별적으로 시행하는 검사다.

이토록 다양한 검사들이 있는데 말로만 들으면 겁이 날 수도 있고, 생각보다 별것 아니라고 생각할 수도 있다. 이러한 검사가 있다는 것을 미리 알아두고 병원에 가는 것과 아무 준비 없이 가는 것은 또 다른 법이다.

Q. 요실금, 반드시 수술해야 하나요?

A. 요실금 이야기를 하면 가장 먼저, 가장 많이 하는 이야기이다. 꼭 수술해야 하나? 정답 먼저 말하자면 NO다. 모든 질병이 그렇듯 환자의 몸 상태와 진행 상태에 따라 진단은 달라진다. 그렇다면 요실금, 그중에서도 복압성 요실금의 경우 어떨까?

복압 요실금의 치료 방법에는 물리치료와 약물치료, 수술까지 다양한 방법들이 있다. 반드시 무엇이 더 좋고 나쁘다는 절대적인 기준은 없으며, 최선의 치료 방법을 결정하기 위해서는 환자의 몸을 알아야 한다. 어떤 증상이 일어나고 있는지, 원인은 무엇인지, 환자가 원하는 것은 무엇인지 등등. 예를 들어 보자. 소변 누출을 감소시켜 일상생활 속 불편을 없애기를 바라는 환자가, 완치가 가능하다 해도 수술은 원하지 않을 수도 있다. 완치가 가능하다고 하는데도 수술은 원하지 않는다고? 비뇨기과나 산부인과에선 자주 보이는 유형이다.

이 경우 환자의 의견을 무시하고 무조건 수술을 감행하는 것이 옳은 걸까? 아니면 최대한 환자의 의견을 수용하고 비수술적인 치료 방법을 찾는 게 옳을까? 이건 케이스 바이 케이스(Case by Case)로, 사람마다 모두 다를 테지만 수술을 바라지 않는 환자에게 억지로 수술을 감행하는 것보다는, 그 사람에게 맞는 방법을 함께 찾아가는 것이 좋다. 그렇다면 비수술적인 치료 방법에 대해 알아볼 차례다.

비수술적 치료법은 골반 바닥 운동(물리치료), 바지널 콘, 생체되먹임 치료(바이오피드백), 전기치료, 약물 요법 등이 있다. 요실금에 흔히 사용되는 물리치료 방법은 골반 바닥 운동이다. 말 그대로 골반 바닥 근육을 수축하는 운동으로, 골반 바닥의 근육을 강화하는 지속적인 반복 훈련을 통해 방광과 요도에 대한 지지력을 높이는 것이다. 어디서 들어 본 것 같다고? 맞다. 흔히 이야기하는 케겔운동이 바로 골반 바닥 운동, 골반 저근운동이라 불리는 운동이다.

Q. 요실금 증상이 있다고 하면 흔히들 케겔운동을 먼저 추천하는데, 정말 효과 있을까요?

A. 답은 YES. 흔히 케겔운동으로 불리는 골반 저근운동은 요실금 이외에도 다양한 이유로 추천되는 운동으로, 요도의 조절 능력을 향상해 긴장성 요실금을 예방하고 치료하는 것은 물론이고, 배뇨 및 배변 조절을 담당하는 괄약근을 강화하는 운동이기도 하다. 그뿐인가? 임신과 출산으로 약해진 골반근육의 건강을 유지하며, 폐경기에 자궁 탈출을 예방하는 운동이기도 하다. 많은 매체에서 자주 소개하는 데는 이유가 있는 법이다.

골반 바닥 운동은 부작용이 없는 안전하고 효과적인 방법이지만 환자의 의지에 많이 좌우되는 방법이며, 적절한 교육과 점검을 필수로 하는 방법이기도 하다. 이 방법은 수술을 기다리는 중이거나 수술을 원하지 않는 환자, 의학적으로 수술에 부적합한 환자에게 적절한 방법이다. 물리치료는 효과가 즉시 나타나지 않으므로 적어도 3~6개월 동안 규칙적으로 꾸준히 실시해야 효과를 볼 수 있다. 정확한 방법으로 장기간 훈련하는 것이 최상의 방법이다.

그렇다면 골반 바닥 운동은 어떻게 해야 할까? 단순히 엉덩이에 힘을 주는 것이 전부가 아니다. 먼저 골반 바닥 운동을 하기 전 알아야 할 것들을 살펴보자.

첫째, 골반근육이 어디쯤 자리 잡고 있는지 체크해본다. 소변을 보다가 일부러 멈추어 보면 갑자기 멈추기 위해 사용한 근육이 느껴질 것이다. 그게 바로 골반근육이다. 다만 이는 쉬운 인지를 위한 것으로 글로만 이야기해선 와 닿지 않고, 일반인들이 골반저근을 인지하는 것은 쉽지 않기 때문에 반드시 의료진의 도움을 받아야 한다.

둘째, 수축 시에는 숨을 들이마시고, 이완 시에는 숨을 천천히 내쉬어야 한다.

셋째, 빠른 수축과 느린 수축, 두 가지를 모두 해야 효과가 있다. 이때 빠른 수축은 1초 동안 수축한 뒤 1초 동안 이완하는 것이며, 느린 수축은 5에서 10초 동안 수축한 뒤 다시 5에서 10초간 이완하는 것이다.

넷째, 이를 하루에 최소 8회에서 10회씩 반복하여 하루 3번 이상 실시한다. 아침, 점심, 저녁, 취침 전 등 패턴을 정해 매일 자주 하는 것이 좋다. 무슨 운동이든 꾸준히 하는 것이 가장 좋다는 것을 명심하자. 단, 운동의 빈도나 시간에 대해 아직 표준화된 방법이 정해져 있지 않으므로 의사와 상담하여 바이오피드백을 이용해 정확한 골반저근 운동을 반복 훈련해야 한다.

〈케겔운동 방법〉

케겔운동은 일상생활에서 별다른 도구 없이 쉽게 할 수 있다는 점에서 좋은 운동이기도 한데, 자세에 따라 방법이 다르다.

첫 번째, 누워서 하기

1. 편히 누운 상태에서 양쪽 다리를 어깨너비만큼 벌린다.
2. 아랫배와 엉덩이 근육은 편안하게 이완시킨 상태에서 골반근육을 수축한다.

두 번째, 서서 하기

1. 양 팔꿈치를 몸에 붙이고 의자나 탁자를 이용해 몸의 균형을 잡는다.
2. 골반근육을 수축시키면서 양 발뒤꿈치를 들어 운동을 한다.

세 번째, 앉아서 하기

1. 앉은 상태에서 양 발끝을 바깥으로 위치시킨다.
2. 골반근육을 수축시키면서 양 발끝을 안쪽으로 오므린다.

모든 운동이 그렇듯 운동 시 주의사항이 따른다. 먼저 골반근육을 수축할 때 배, 엉덩이, 다리 근육은 움직이지 않아야 한다. 그리고 골반근육을 수축할 때 숨을 참지 않아야 한다. 이렇게 글자로만 보면 와 닿지 않을지도 모르지만 의외로 간과하는 부분이다. 또한 앞에서 말했듯 요실금 환자는 더욱 규칙적으로, 꾸준히 해야 효과가 있다.

다른 증상 역시 마찬가지다. 과민성방광 환자의 경우 소변을 못 참을 것 같은 시기에 해줘야 효과적이다. 또한 케겔운동은 단기간에 효과를 보는 강한 운동이 아니라는 것을 기억하며 초조해하지 말아야 한다. 특히 회음부의 근육은 강한 근육이 아니므로 초조한 마음에 무리하지 않고 천천히 횟수를 늘리는 것이 좋다.

Q. 케겔운동의 효과를 정확히 알고 싶어요. 기계로 측정하거나 수치로 보는 방법이 있나요?

A. 물론이다. 무릇 시험을 보면 점수가 궁금해지는 법. 다른 운동처럼 눈으로 볼 수 있는 운동도 아니니 당연한 질문이다. 케겔운동 결과에 대한 평가는 질 검사를 통해 이루어진다. 이 검사는 근육을 조이는 능력에 대해 수동적으로 등급을 매기는 검사로, 이때 수축력과 최대 수축 지속시간, 운동을 반복 실시한 횟수를 점검하게 된다. 이를 대신하여 질압측정기를 사용하기도 한다.

질압 측정기는 압력계에 부착된 질 탐지기로 구성되어 있어 압력계를 통해 수축력을 표시해준다. 단, 지시하는 대로 골반 바닥 근육을 수축하지 못하거나 근육수축의 의미를 잘 모르는 환자들도 있는데, 이들에게는 수축 방법을 배우기 위한 별도의 도움이 필요하다.

이러한 운동으로 인한 완치율은 사실 25% 내외로 낮은 편에 속한다. 하지만 철저한 지도와 환자의 의욕이 높은 경우 70% 이상의 여성들이 스스로 만족할 정도로 개선된다고 하니, 수술이나 약물치료보다 운동으로 완치하고 싶은 환자의 경우 꾸준히 하는 것이 좋다.

Q. 콘이라는 것도 있다는데, 도구를 삽입한다는 게 불편한데 괜찮은 건가요?

A. 정답은 '환자에 따라 다르다'이다.

여기서 말하는 콘은 바지날 콘(vaginal cone)으로 골반 바닥 운동처럼 골반 바닥 근육 강화에 사용하는 중량감 있는 콘이다. 약 20여 년 전 골반저근을 강화할 목적으로 소개되어 임상에서 많이 적용되었고, 현재도 많이 적용되는 방법이다.

방법은 이렇다. 콘을 질 안에 넣고 빠지지 않게 지탱하는 일을 15분씩 연속 2번 한 다음, 같은 크기의 더 무거운 콘으로 바꾼다. 콘 한 세트는 무게가 다른 3~5개의 콘으로 구성되어 있으며, 전통적인 골반 바닥 운동보다 사용법을 익히기 쉽다. 또한 추후 감독을 받아야 할 필요성도 적기도 하다.

그러나 요실금 치료에서 큰 비중을 차지하고 있는 것은 골반 운동이다. 또한 국제요실금학회는 콘의 사용이 환자의 교육과 동기 부여에는 도움이 될 수 있지만 치료 효과는 골반저근 운동 하나만 하는 경우와 비교하여 차이가 없다는 의견을 제시하기도 하였다. 무엇보다 중요한 것은 모든 여성이 콘을 사용할 수 있는 것은 아니므로 정확한 진단이 우선되어야 한다는 점이다. 예를 들어 탈출증이 심각한 환자의 경우는 골반 바닥 근육에 힘을 주지 않아도 콘이 탈출한 기간 뒤쪽에 자리 잡아 지탱될 수 있으며, 이런 환자의 경우 콘은 그다지 도움되지 않는다.

A. 전기자극치료는 음부신경과 천골신경을 자극하여 요도 괄약근을 강화하는 방법이다. 그 외에 체외자기장 치료도 골반근육을 강화하는 데 도움을 줄 수 있다. 현재 사용되는 전기자극법에는 간섭자극과 감응전류자극, 그리고 최대전기자극, 이렇게 크게 3종류가 있다. 자극 유형의 차이로 인해 치료의 적용에도 다소 차이가 있으므로, 선택은 의사의 판단에 따른다.

간섭 자극은 보통 병원에서만 사용하는 방법으로, 4개의 전극을 통해 전류를 보내 십자형으로 교차하는 전류를 만들어내는 것이다. 이 방법은 절박 요실금이나 혼합요실금에도 사용할 수 있다.

감응 전류 자극과 최대 전기자극은 1, 2개의 전극을 사용하며, 일단 방법을 배우면 집에서 활용할 수 있다는 장점이 있다. 이 방법은 근육 긴장을 증가시키기 위해 '수동적' 근육 자극을 가하는 방법으로 골반 바닥 근육이 무엇인지 깨닫게 해준다. 치료자의 감독하에 사용할 수도 있고 방법을 익혀 집에서 활용할 수도 있다. 전기자극으로 골반 바닥이 수축할 때 그 변화를 감지함으로써 근육이 어디에 있고 무슨 일을 하는지 좀 더 쉽게 깨닫는 것이다.

Q. 약물치료도 있다고 하던데, 효과가 있을까요?

A. 과거에는 방광목의 약화로 생긴 복압 요실금의 경우, 대부분의 약물치료는 효과가 없는 것으로 보고되었다. 그러나 에스트로젠의 결핍이 확실하다면 에스트로젠 호르몬 치료는 골반 바닥 운동 등 다른 치료의 성공률을 높여주는 중요한 요소가 될 수 있다는 보고 역시 있다. 이 방법은 에스트로젠 수치 저하로 약화한 방광목과 질, 골반에 있는 조직의 힘을 증진하는 방법이다. 다만 호르몬치료 자체는 요실금 치료법이라고 할 수는 없다.

사실 직설적으로 말해 약물치료는 골반 바닥 운동보다 좋은 효과를 보기 어렵다. 또한 골반 바닥 운동은 부작용도 없기 때문에 약물치료는 제한적으로만 사용된다.

Q. 수술도 종류가 많다고 들었습니다. 어떤 게 있을까요? 또, 무슨 수술이 가장 좋을까요?

A. 요실금 치료에는 현재 250여 종의 수술법이 알려져 있다. 모든 병 치료가 그렇듯 무엇이 가장 좋다기보다는, 그 환자에게 가장 적합한 수술 방법이 무엇인지를 결정해야 한다.

첫 수술인지, 재수술인지의 여부는 물론이고 지역의 의료시설, 환자의 희망 등 수많은 요인을 고려하는 것이 먼저다. 어떤 수술이든 위험을 수반하며, 큰 수술일수록 합병증 발생 위험도 크기 때문이다. 물론 위험이나 합병증 이야기를 하면 으레 겁을 먹는 사람들이 많다는 건 알고 있다. 하지만 무섭다는 이유로 덮어놓고 좋은 이야기만 하는 것은 옳지 않다.

수술적 치료는 방광목 주사, 버팀벽을 이용한 질 복구법, 방광목 현수법, 질 고정법, 슬링(걸이) 수술법 등 크게 다섯 종류로 나눌 수 있다. 빠른 시간에 쉽게 끝낼 수 있다는 이유로 성공률이 낮을지라도 간단한 수술을 선호하는 경우도 많은데 수술 과정이 간단할수록 회복도 빨라진다. 복부를 절개해야 하는 수술도 있지만 질을 통해 시술하는 방법도 있다.

과거에는 개복하여 방광경부를 골반지지 조직에 고정하는 수술 방법이 널리 시행되었고, 이러한 수술은 복강경수술로도 시행되었다. 그 후 질을 통해서 방광경부를 지지하는 수술이 유행하였고, 이는 불과 10여 년 전까지만 해도 전 세계적으로 가장 많이 시행되는 수술이었다. 10여 년 전부터는 요도의 중간 부분에 합성 물질을 걸어주는 수술 방법이 널리 시행되고 있다. 이 수술법은 단기 및 장기 성공률이 90%에 이르며, 국소 마취 상태에서 시행할 수 있고 시술 후 환자의 불편감이 적다는 장점이 있어 복압성 요실금의 치료에서 획기적인 수술로 인정받고 있다.

이러한 수술법 이외에도 요도 괄약근의 기능 부전이 있는 환자에게는 요도를 통한 요도주위 주사법이 효과적으로 시술되고 있다.

Q. 수술은 아무래도 무섭습니다. 성공률이 낮을지라도 간단하고 회복이 빠른 수술은 없을까요?

A. 가장 간단한 수술 중 하나인 방광목 주사가 있다. 방광목 주사는 방광목 주위에 확장성 약물을 주사하여 지지력을 강화, 요도에 가하는 압력을 늘리기 위한 수술로 흔히 콜라겐이나 미세한 실리콘 입자가 사용된다. 부분 마취를 통해 외래 수술로 시술하는 경우도 있지만 전신 마취로 실시되기도 한다.

이 수술의 목적은 방광 끝을 모아줌으로써 방광목의 저항을 증가시켜 소변이 새지 않게 하는 것이다. 성공 확률이 실패 확률보다 높긴 하지만 절대적인 완치율은 낮은 수술이기도 하다. 하지만 필요한 경우 쉽게 재수술할 수 있으며, 심각한 흉터를 남기지 않는 수술로 질문자가 말한 '성공률이 낮을지라도 간단하고 회복이 빠른' 수술 중 하나이다. 드물게 수술 후 방광을 비우는 데 문제가 생기는 사례도 있지만 대부분 일시적인 증상에 불과하며, 여성 대부분이 별 고통 없이 회복된다.

이외에도 질 복구법, 방광목 현수법, 질 고정법, 슬링 수술법 등 다양한 수술법이 있다. 각 수술에 대해 가볍게 알아보자.

질 복구법은 방광과 요도를 아래에서 위로 밀어 올림으로써 제 위치에 자리 잡게 하는 수술로, 수술의 목적은 방광과 요도를 위로 올려 제 위치를 찾게 하는 것이다. 이러한 유형의 수술은 탈출증(질이나 자궁 일부가 골반 아래로 처지는 증상)이나 요실금 치료를 위해 방광목을 위로 올려 방광이 제 위치를 찾게 하는 데 사용할 수 있다. 질 복구 역시 수술 방법이 간단하고 회복이 빠르다. 초기에는 성공적인 경우가 많으며, 현재 두 번째로 많이 실시되는 수술이다.

방광목 현수법은 방광목을 위로 들어 올리는 수술로, 방광목의 양옆으로 2개의 봉합사를 통과시켜 복부 벽에 있는 근육 위쪽에 실을 고정함으로써 방광목을 들어 올리는 방법이다. 상대적으로 간단하고 시술이 쉬우며 합병증도 적은 수술이다.

질 고정법은 말 그대로 질을 고정하는 수술법이다. 방광목을 조심스럽게 박리하여 봉합사가 양쪽에 있는 지지물을 통과하도록 꿰맨 뒤, 실을 복부 안에 있는 인대나 골반에 묶는다. 이 수술은 비키니 라인을 따라 복부를 절개하는 방법으로 앞서 언급된 질 복구법이나 방광목 현수법에 비해 회복하는 데 시간이 많이 걸리는 수술 중 하나이다.

또 다른 수술은 슬링 수술법으로, 요도 아래로 슬링을 지나가게 하여 복부벽에 꿰매는 수술이다. 이때 슬링에 사용되는 재료로는 자가 이식 물질(신체의 다른 부위에서 떼어낸 끈 모양의 물질)부터 테플론이나 고어텍스 테이프 같은 인공물질에 이르기까지 매우 다양하다. 이 수술 역시 복부 수술이다. 수술이 빠르고 간단하며 회복도 빨라 많은 이들이 추천하는 수술이기도 하다.

Q. 수술 종류가 많고, 생각보다 쉽고 가벼운 수술도 많다는 건 알았어요. 하지만 그와 별개로 부작용이 생길 수도 있지 않나요? 또, 민감하고 예민한 부위이니만큼 수술 후에 어떻게 관리해야 하는 지도 궁금합니다.

A. 어떤 수술이든 당연한 질문이다. 100% 부작용이 존재하지 않는 수술은 없다. 수술 후 가장 흔히 나타나는 대표적인 부작용은 일시적인 폐색 증상이다. 이로 인해 환자는 방광을 비우는 데 어려움을 겪게 되는데, 단기적으로 환자의 20%가 이러한 증상을 겪을 수 있지만 대부분 경미한 부작용에 불과하며 시간이 지나면 방광 기능이 정상적으로 회복된다. 방광을 비우기 위한 간단한 훈련이 도움이 되는데, 예를 들면 다리를 벌리고 앉아 굽힘으로써 골반을 기울여주는 방법이 있다.

그러나 일부 여성들은 방광을 회복시키기 위해 좀 더 장기간에 걸쳐 카테터를 삽입해야 하는 경우도 있다. 이때 장기간이란 대부분 10일에서 14일, 즉 이 주일가량인데 배뇨장애가 계속될 경우 스스로 카테터를 삽입하는 방법을 배워야 할 때도 있다. 카테터를 삽입하는 방법 자체는 쉽게 익힐 수 있으며, 탐폰을 갈아주는 정도의 불편밖에 없다(단, 위생은 더 철저히 지켜야 한다).

이외에 합병증은 빈뇨나 요절박증과 같은 방광 자극 증세가 나타나는 것이다. 약 10%의 여성에게서 이러한 증상이 나타나는데 이러한 합병증은 원인을 알 수 없으며 예측도 어려운 편에 속한다. 단, 수술 전에 빈뇨나 요절박증이 있었다면 수술 후에도 증세가 계속될 수 있으며 더 심해질 수도 있으니 반드시 진단 및 검진 시 명확히 밝히자.

또한 수술 후 격렬한 운동이나 무거운 물건을 드는 것을 삼가고, 스스로 과도하게 물을 마시는 경우 수분 섭취량을 줄이고, 카페인이나 탄산음료처럼 방광을 자극할 수 있는 음료의 섭취를 줄이는 것도 좋다. 물론 이 모든 것은 의사와 상담 후에 자신의 몸에 맞게 조정하는 것이 관건이다. 중등도 이상의 비만 환자의 경우 체중을 줄이는 것이 도움이 되며, 흡연이 요실금 위험을 증가시킨다는 연구 결과도 있으니 이 역시 주의하는 것이 좋겠다. 또한 복압 증가의 원인 중 하나인 변비 역시 개선할 수 있도록 노력해보자.

수술 후 소변 누출을 막아주는 기구를 사용하는 경우도 있다. 다만 대부분 일회용이며 감염을 막기 위해 소변 배출을 위해 빼낸 후에는 반드시 폐기해야 한다. 이 역시 의사와 상담 후 몸 상태에 맞는 기구를 사용하는 것이 좋다.

한눈에 보는 복압성 요실금 치료법

몸에 칼을 대기 무서울 때, 비수술적 치료법

비수술적 치료법은 골반 바닥 운동(물리치료), 바지널 콘, 생체되먹임 치료(바이오피드백), 전기치료, 약물 요법 등이 있다.

1) 요실금에 흔히 사용되는 물리치료 방법은 골반 바닥 운동으로, 골반 바닥 근육을 수축시켜 강화하는 반복 훈련을 통해 방광과 요도에 대한 지지력을 높이는 것이다. 흔히 이야기하는 케겔운동이 바로 골반 바닥 운동, 골반저근운동이라 불리는 운동이다.

2) 전기자극치료는 음부신경과 천골신경을 자극하여 요도 괄약근을 강화하는 방법이다. 그 외에 체외자기장 치료도 골반근육을 강화하는 데 도움을 줄 수 있다. 현재 사용되는 전기자극법에는 간섭자극과 감응 전류자극, 그리고 최대전기자극 등 크게 3종류가 있다. 자극 유형의 차이로 인해 치료의 적용에도 다소 차이가 있으므로, 선택은 의사의 판단에 따른다. 간섭 자극은 보통 병원에서만 사용하는 방법으로, 4개의 전극을 통해 전류를 보내 십자형으로 교차하는 전류를 만들어내는 것이다. 이 방법은 절박 요실금이나 혼합요실금에도 사용할 수 있다.

3) 과거 방광목의 약화로 생긴 복압 요실금의 경우, 대부분의 약물치료는 효과가 없는 것으로 보고되었다. 그러나 에스트로겐의 결핍이 확실하다면 에스트로겐 호르몬 치료는 골반 바닥 운동 등 다른 치료의 성공률을 높여주는 중요한 요소가 될 수 있다는 보고 역시 있다. 에스트로겐 수치 저하로 약화한 방광목과 질, 골반에 있는 조직의 힘을 증진하는치료 방법이지만, 호르몬치료 자체는 요실금 치료법이라고 할 수는 없다.

더 이상 미룰 수 없을 때, 수술적 치료법

수술적 치료는 방광목 주사, 버팀벽을 이용한 질 복구법, 방광목 현수법, 질 고정법, 슬링(걸이) 수술법 등 크게 다섯 종류로 나눌 수 있다.

1) 질 복구법은 방광과 요도를 아래에서 위로 밀어 올림으로써 제 위치에 자리 잡게 하는 수술로, 수술의 목적은 방광과 요도를 위로 올려 제 위치를 찾게 하는 것이다.

2) 방광목 현수법은 방광목을 위로 들어 올리는 수술로, 방광목의 양 옆으로 2개의 봉합사를 통과시켜 복부 벽에 있는 근육 위쪽에 실을 고정함으로써 방광목을 들어 올리는 방법이다.

3) 방광목 주사는 방광목 주위에 확장성 약물을 주사하여 지지력을 강화, 요도에 가하는 압력을 늘리기 위한 수술로 흔히 콜라겐이나 미세한 실리콘 입자가 사용된다. 국소 마취나 부분마취하에 외래 수술로 시술하는 경우도 있지만 대개 전신 마취하에 실시되는 수술이다.

4) 질 고정법은 말 그대로 질을 고정하는 수술법이다. 방광목을 조심스럽게 박리하여 봉합사가 양쪽에 있는 지지물을 통과하도록 꿰맨 뒤, 실을 복부 안에 있는 인대나 골반에 묶는다.

5) 슬링 수술법은 요도 아래로 슬링을 지나가게 하여 복부벽에 꿰매는 수술이다. 이때 슬링에 사용되는 재료로는 자가 이식 물질(신체의 다른 부위에서 떼어낸 끈 모양의 물질)부터 테플론이나 고어텍스 테이프 같은 인공물질에 이르기까지 매우 다양하다.

2

화장실에 도착하기도 전에? - 절박성 요실금

절박성 요실금! 두 번째로 흔한 요실금 유형이며, 복압성 요실금과 함께 나타나는 경우가 잦은 요실금이기도 하다. 복압성 요실금은 원인을 제거하여 치료한다면 절박성 요실금은 증상을 완화하는 것을 목표로 한다고 할 수 있다.

방광 신경 등 미세한 부위에 문제가 발생하여 나타난 경우가 많기 때문에 무리하게 수술을 진행하면 오히려 증상이 악화되는 경우가 태반이므로, 대부분 절박성 요실금은 수술보다 약물과 행동치료로 이어진다. 치료의 목표는 방광 수축을 막는 것이 일차적인 목표이다. 모두 증상을 없애는 데 치중하여 완치되는 경우는 드물다. 절박성 요실금에 대해 보다 깊이 알아보자.

Q. 행동요법은 어떤 식으로 진행되나요? 수술을 하지 않으니 몸에 부담이 덜 가는 건 맞겠죠? 또, 꼭 입원을 해야 하나요?

A. 어떤 경우에도 반드시, 무조건, 꼭 이라는 말은 옳지 않다. 사람마다, 병의 진행 증세마다, 과거 병력에 따라 모든 진단은 달라진다. 반드시 이렇게 하는 것이 좋다라고 권고하는 사람을 멀리하고 반드시 전문가와 치밀한 상담을 하자. 눈대중으로 보고 몇 번 증상을 들은 것만으로 모든 병세와 치료법을 알아내는 사람은 시대를 넘는 대단한 화타거나 사기꾼, 둘 중 하나임이 분명하다. 답답하고 진부한 이야기일진 몰라도 모든 건 사람마다 다르다는 걸 명심하자.

행동 요법은 특히 절박 요실금을 일으키는 불수의적 수축을 억제하는 것이 목적으로, 방광을 좀 더 효과적으로 통제하도록 뇌를 재훈련하는 방법이다. 이때 핵심은 방광훈련인데, 아래와 같이 진행한다.

① 방광을 비우고 목표 시간을 정한 후, 설사 소변 누출이 일어난다 해도 목표 시간 동안 화장실에 가는 것을 금한다(이때 보통 목표 시간은 1시간으로 정한다).
② 목표 시간 뒤 소변을 본다.
③ 규칙적인 배뇨습관이 정착되도록 이를 반복훈련한다.

이러한 훈련을 거듭하며 목표 시간을 점진적으로 늘려가는 것으로, 최종 목표는 3시간 주기의 배뇨 주기를 갖는 것이다.

이와 같은 훈련은 물론 집에서도 할 수 있다. 다만 많은 환자들이 퇴원 후 일상생활에서 다시 재발하는 경우가 많은데, 이는 결국 환경 문제에 있다. 병원에 입원하여 지도를 받는 경우 의료진의 도움으로 엄격한 화장실 요법을 시행할 수 있으며 물리치료사나 요실금 상담사, 간호사로부터 방광훈련 지도와 조언, 격려를 받게 된다.

물론 의료진의 도움 외에도 환자 본인의 의지와 노력 역시 중요하지만 혼자 힘으로 방광 훈련을 꾸준히 지속하기는 어려운 일이다. 특히 요실금과 같은 비뇨계 문제의 경우 가족이라 할지라도 주변 사람에게 도움을 요청하기 어렵기 때문이다. 다만 방광훈련은 불안정한 방광 질환을 치료하는 데 있어 유효하고 중요한 수단 중 하나이므로 의사와 상담하는 것을 추천한다.

바이오피드백 역시 방광 훈련과 함께 실시할 때 효과를 볼 수 있다. 방광의 기능을 조사하기 위해 전기 센서를 사용하는데 이 센서가 방광 수축 시 어떤 느낌이 드는지를 알려줌으로써 환자는 좀 더 소변을 쉽게 억제하는 방법을 익히게 된다. 이러한 방광 훈련의 원리는 야뇨증, 즉 잠자리 중 오줌을 누는 것에도 적용할 수 있다.

첫 번째, 잠자리에 오줌을 누는 시간을 파악하여, 두 번째, 시계의 알람을 그 이전으로 맞춰놓고, 세 번째, 알람에 맞춰 소변 누출을 피한다.
이 역시 점진적으로 시간을 늘려나가는 것이 중요하다.

Q. 행동 요법 외에 약물치료도 있다고 들었는데, 약물치료는 사람마다 부작용이 심하다고 들었습니다. 특히 신경계통 약이 독하다고 들었는데 안전한 걸까요?

A. 모든 약물치료는 부작용을 동반할 수 있으며, 이때 중요한 것은 실과 득을 가늠하여 내 몸에 더욱 득이 되는 것, 당장 내 몸에 필요한 것을 챙기는 데 있다. 불안정한 방광 치료에 가장 흔히 사용되는 약은 항콜린성 약물인데, 질문대로 이 약은 방광을 조절하는 신경이 방광 근육을 자극하는 것을 차단하도록 작용하는 신경계 약물이다. 약물을 통해 자극에 대한 근육의 반응이 약해지며, 약은 충격 흡수제와 유사한 작용을 하게 된다. 이는 앞서 말한 절박 요실금 치료가 그렇듯 병의 원인보다는 증상을 치료하는 방법인 탓에 장기간의 치료가 필요하며, 평생 계속해야 하는 경우도 있다.

항콜린성 약물의 부작용은 방광이 아닌 신체의 다른 부분에 미치는 영향이다. 가장 흔한 부작용으로는 입이 마르고 시야가 흐릿해지는 것, 변비, 속 쓰림, 가슴 두근거림과 같은 증상이 나타나는 것이다. 또한 약물이 과다하게 작용할 경우 요폐증(소변을 배출하려는 욕구를 느끼지만 배출할 수 없는 증상)이 발생할 수도 있다. 폐쇄각녹내장 환자는 이 약을 사용해선 안 되며, 약물 처방 시 졸리거나 피로한 증상을 보이는 환자도 있다.

중요한 것은 득과 실이다. 대다수의 환자가 약간의 부작용을 보이기는 하나, 치료를 통해 얻는 이익이 훨씬 더 크다면 약물을 통해 치료하는 것이 옳다. 부작용이 심각하다면 삼환계 항우울제를 사용할 수도 있다. 이 약물은 항콜린성 효과가 있지만, 부작용은 상대적으로 심하지 않은 편이다. 이외에도 부작용이 심하지 않은 새로운 약물들이 개발되고 있으므로 의사와 상담해보자.

보통 항콜린성 약물은 대부분 천천히 작용하는 형태로 사용할 수 있다. 이에 따라 하루 1번 복용할 수 있어 부작용이 훨씬 줄어들게 된다.

무엇보다도 환자 자신에게 적합한 약을 찾는 것이 가장 중요하다. 많은 이들에게 잘 듣는 약이 나에게는 맞지 않을 수도 있기 때문이다. 주위에서 누가 이런 약을 썼는데 잘 들었다더라, 하는 입소문보다는 치밀한 검사를 바탕으로 의료진과 면밀한 상담을 통해 나에게 맞는 약으로 치료해보자.

향콜린성 이외에 인공 호르몬을 사용하는 방법 또한 있다. 이 호르몬은 소변 생산을 줄이도록 콩팥에 신호를 보내 방광이 채워지는 속도를 늦춰주는데, 특히 야뇨증에 효과적이다. 다만 밤에 콩팥이 소변을 적게 생산하면 낮 동안에는 그만큼 생산량이 늘어나므로 결국 지속해서 사용할 수 없는 치료법이기도 하다. 데스모프레신desmopressin이라 불리는 인공 호르몬은 잠자리에 오줌을 싸는 어린이, 밤에 증상이 심해지는 어른에게 주로 사용된다. 단 고혈압 환자나 심장 질환 환자처럼 체액을 과다하게 보유하면 위험한 사람에게는 처방하지 않는 것이 원칙이다. 데스모프레신 이외에 폐경기가 지난 여성에게는 에스트로젠을 사용하는 식으로 호르몬 처방을 하는 것 역시 치료 방법 중 하나이다.

이외에도 드물지만 방광 확대술이라고 부르는 수술을 시행하는 사례 역시 있다. 이 수술은 수술 방법이 복잡할뿐더러 여러 가지 부작용을 야기할 수 있는 탓에 되도록 최후의 수단으로 시행하는 수술 방법인데, 장조직 일부를 잘라낸 후 방광 쪽으로 꿰매 방광수축에 대한 충격 흡수제로 작용하게 만드는 방법이다. 수술 치료 역시 결국은 원인을 제거하는 것이 아닌 증세를 완화하는 것이 목적이므로, 되도록 절박성 요실금의 경우 수술을 지양하는 추세이다.

Q. 식이요법이나 생활습관을 교정하는 것으로 효과를 볼 수는 없을까요? 수술 부작용 이야기나 만성 이야기를 들으면 불안합니다.

A. 말한 대로 식이요법이나 생활습관 교정으로도 충분히 효과를 볼 수 있다. 특히 스트레스성의 경우 그렇다. 방광을 자극하는 요소를 배제하고 규칙적인 생활습관을 다져보자.

예를 들어 흡연을 보자. 흡연은 방광을 자극하고 방광의 불안정을 악화시키는 것으로 널리 알려져 있다. 물론 방광 이외에도 건강을 생각한다면 되도록 금연을 하는 것이 좋다. 카페인과 알코올 역시 줄이는 것이 중요하다. 특히 이 둘은 방광을 자극할 뿐만 아니라 콩팥도 함께 자극하여 이중으로 악영향을 끼쳐 소변 생산을 증가시키기 때문이다. 방광의 불안정성이 증가하면 다른 치료 훈련은 모두 말짱 도루묵이 되는 법이다.

카페인과 알코올을 줄인다고 하면 보통 커피를 마시지 않는 것을 먼저 생각하지만 카페인은 커피뿐만 아니라 차와 일부 탄산음료, 에너지 드링크에도 포함되어 있으므로 되도록 물을 마시되 음수량을 기록하여 일정 비를 유지하는 것이 좋다. 신체 균형은 물론 음수량 기록과 함께 배뇨일지를 작성하다 보면 심리적인 안정감 역시 함께 얻을 수 있기 때문이다.

부득이하게 사회생활을 위해 음주를 해야 한다면 맥주와 같이 다량으로 마시는 술 대신 증류주 혹은 포도주를 마시는 절충안을 택하는 것도 좋다. 이렇게 하면 적어도 방광을 통해 나가는 소변의 양은 감소시킬 수 있기 때문이다. 또한 자극적인 음식 역시 줄여나가도록 하자.

이 외에 생활습관을 교정하는 것만으로도 충분한 사람들도 있다. 예를 들어 다음의 경우다. 거동이 불편한 여성의 경우 방광이 가득 찬 데다 화장실까지 걸어가는 것이 힘든 탓에 아침에 소변을 흘리는 경우가 많다. 잠자리 옆에 요강을 두는 것으로 충분히 해결되는 수준의 문제이다. 중요한 것은 결국 나 자신을 잘 살펴보는 것이다.

Q. 약물치료만으로도 충분히 치료가 가능하다면 행동요법은 하지 않아도 되는 것 아닌가요?

A. 그렇지 않다. 약물치료는 방광의 예민한 정도를 감소시키며 방광용적률을 증가시킬 수는 있으나 소변을 봐야겠다는 느낌까지 없애주는 것은 아니다. 항상 약물 요법과 행동치료를 동시에 시작하는 것이 좋으며, 중요한 것은 환자의 낫고자 하는 의지이다. 약을 먹었으니 괜찮겠지 하며 생활습관을 고치지 않거나 나태하게 방치한다면 아무리 정교한 약물치료 혹은 수술을 한다 해도 병은 쉽게 낫지 않는다.

Q. 약을 계속 먹어야 한다니, 부작용도 있다는데 부담스럽고 무서운 것이 사실입니다. 요실금을 미리 예방할 방법은 없을까요?

A. '원인이 명확하지 않다', '수술치료가 어렵다', '완치가 어렵다', '만성인 경우가 많다' 등등, 절박성 요실금 환자 대부분은 이러한 말을 듣고 겁을 먹기 마련이다. 거기다 신경계통 약물은 부작용이 많다는 말까지 들으면 더더욱 지레 겁을 먹게 된다. 생명에 위험을 끼치는 위험한 병은 아닐지라도 만성이라는 단어가 붙으면 꺼림칙해지는 것은 당연지사이다. '평생 이렇게 소변을 참지 못하고 살아야 하나요?'라고 묻는 젊은 환자를 만나면 그 수심이 옮는 것처럼 느껴질 때도 있다. 그러나 이는 환자의 나이와는 상관없는 일로, 중장년층 환자들 역시 만성이란 소리에는 착잡한 표정을 짓기 마련이다. 그럼 어떻게 하는 것이 좋을까?

노화로 인해 생긴 질병은 어쩔 수 없다지만 모든 병이 그러하듯 요실금 역시 미리 예방할 수 있다. 방법은 앞서 말한 생활 방식 교정에 있다.

카페인과 알코올 섭취를 줄이고, 음수량을 조절하며 규칙적으로 화장실 가는 시간을 갖자. 너무 꽉 조이는 옷을 삼가고 자세를 바르게 하여 방광에 자극을 줄이자. 이러한 모든 것에 앞서 먼저 스트레스를 최소한으로 줄이자. 본래 신경 쓰지 말아야지, 하면 더 신경 쓰이는 것이 사람 심리이다.

너무 겁먹지 말고, 너무 과하게 걱정하지 말자. 불안하다면 의사와 충분히 상담하자. 내가 너무 과하게 생각하고 있었음을 금세 알 수 있을 것이다. 내가 생각한 것보다 결과가 암울하다면 반대로 생각해보자. 내 걱정 덕분에 이런 큰 위기를 빠르게 잡아내어 무사히 넘길 수 있었다고. 마음가짐만으로 낫는 병은 없지만 무엇보다 쾌차에 중요한 것은 마음가짐이라는 걸 잊지 말자.

Q. 요실금 수술 후에 주의해야 할 점이 있나요? 생활습관을 교정하는 건 기본이지만 이외에도 주의해야 할 점이 있는지 궁금합니다. 특히 수술 부위가 부위다 보니 부부관계가 걱정됩니다.

A. 질문 내용대로 생활습관을 교정하는 것은 기본이다. 요실금 수술들은 대부분 수술 후 바로 다음 날부터 일상생활이 가능하나 대부분 회복을 위해 약 1주 동안은 안정을 취하는 것이 좋다. 특히 복압이 증가할 수 있는 활동(격한 운동 등 방광을 자극할 수 있는 행동들)은 자제하는 것이 좋다. 부부간 성행위 역시 마찬가지이다. 보통 시술 다음 날 바로 샤워가 가능하며, 1달 이후부터 탕 목욕 가능, 정상적인 성관계는 약 2주 뒤에 가능하다.

요실금 수술 후 일시적으로 질 분비물(냉)이 증가하는 경우도 있는데 이는 회복을 위한 자연스러운 과정이므로 염증이 생기지 않도록 청결을 유지하며 약 2~3주간 약물을 복용해야 한다. 또한 수술 후 환자의 10%는 수일간 요도가 따끔거리거나, 잔뇨감(배뇨 후에도 소변이 방광에 남아있는 느낌, 개운하지 않은 느낌 등)을 느끼거나 소변이 급히 마려워지는 증상이 발생할 수 있다. 대부분 일시적인 증상이므로 크게 우려할 필요는 없으나 만일 상당한 시일이 지난 이후에도 지속한다면 진료 후 약물 복용이 필요하다. 이외에도 수술 후 소변을 보지 못하는 폐색 증상이 발생할 수 있는데, 심하면 1~3일간 소변줄을 유지하면 정상적으로 배뇨가 가능하니 너무 걱정할 필요는 없다. 대부분 수술 후유증은 2~3주 내에 호전되니, 불안하다면 의사와 상담해보자.

한눈에 보는 절박성 요실금 치료법

- 행동 요법

행동 요법은 절박 요실금을 일으키는 불수의적 수축을 억제하는 것이 목적으로, 방광을 좀 더 효과적으로 통제하도록 뇌를 재훈련하는 방법이다.

- 약물 요법

불안정한 방광 치료에 가장 흔히 사용되는 약은 향콜린성 약물인데, 방광을 조절하는 신경이 방광 근육을 자극하는 것을 차단하도록 작용하는 신경계 약물이다. 약물을 통해 자극에 대한 근육의 반응이 약해지며, 약은 충격 흡수제와 유사한 작용을 하게 된다.

- 수술 요법

두덩위 카테터, 즉 요도를 통과하지 않고 복부 벽을 통과하는 카테터 삽입이 가장 간단한 절박성 요실금 수술 방법으로 일컬어진다. 이 카테터는 방광을 빈 상태로 유지하여 카테터를 통한 감염 위험을 줄여주는 수술이다. 드물지만 방광 확대술이라고 부르는 수술을 시행하는 사례 역시 있다.

- 생활습관 요법

담배는 물론, 카페인과 알코올 역시 줄이는 것이 좋다. 카페인과 알코올은 방광뿐 아니라 콩팥도 함께 자극하여 소변 생산을 증가시키기 때문이다. 카페인은 커피뿐만 아니라 차와 일부 탄산음료, 에너지 드링크에도 포함되어 있으므로, 되도록 물을 마시되 음수량을 기록하여 일정 비율을 유지하는 것이 좋다. 또한 너무 꽉 조이는 옷을 삼가고 자세를 바르게 하며, 스트레스를 최소한으로 줄이는 것도 생활습관 개선의 중요한 부분이다.

내 의지와 상관없이… - 혼합성 요실금

"선생님, 저는 복압 요실금 증상도 나타나고 절박 요실금 증상도 나타나는데, 저는 어떤 요실금인가요?"

요실금 중 가장 흔한 유형인 복압 요실금과 절박 요실금에 대해 알음알음 알게 된 환자들이 자주 하는 말이다. 정답은 둘 다 나타나는 혼합성 요실금이다. 물론 혼합 요실금이란 말 그대로 한 가지가 아닌, 두 가지 이상의 요실금이 복합되어 나타나는 것이므로 명확한 답은 없다.

복압 요실금 환자의 약 25%는 절박 요실금이 함께 나타나는 복합 요실금의 형태를 보이는 만큼 이는 이상한 일이 아니다. 절박성 요실금은 다양한 질환과 함께 나타나는 경우가 잦으므로 원래 복압 요실금을 앓던 환자에게 절박 요실금이 나타나거나, 절박 요실금을 앓던 환자에게 복압 요실금이 생길 수도 있다. 그렇다면 어떻게 해야 할까?

Q. 처음 요실금 증상이 나타났을 땐 복압 요실금이구나, 하고 생각했습니다. 그래서 패드도 차고 케겔운동도 했죠. 하지만 다시 보니 복압 요실금이 아닌 절박 요실금 증상도 나타나더군요. 제가 관리를 잘못한 것인지 겁도 나고, 다양한 증상이 함께 나타나니 무서워졌습니다. 제가 이상한 걸까요?

A. 먼저 지레 겁을 먹을 필요는 없다. 복압 요실금과 절박 요실금이 혼합된 형태는 생각보다 드물지 않고, 대부분 비슷한 패턴을 보이기 때문이다.

기침하거나 웃을 때 요실금이 발생하면 습관적으로 자주 화장실을 가게 된다. 이게 습관이 되면 점차 시간이 지나면서 방광이 불안정해지고, 절박성 요실금까지 함께 생기게 된다. 중요한 것은 정확하고 신중한 검사를 통해 어떤 요실금이 더 우선적인지, 더 불편을 야기하는지에 따라 치료를 결정하는 것이다. 질문자의 경우 주변에서 가장 흔히들 보이는 복압 요실금만을 생각하고 나름의 노력을 한 것이지만 이런 경우 자가진단보다는 병원에 가서 제대로 된 진단을 받는 것이 좋다.

복압성 요실금 수술을 하는 경우 약 75%의 환자들이 절박성 요실금이 저절로 좋아지는 경우도 있다. 반대로 25%는 달리 좋아지지 않거나 드물게 나빠지는 경우도 나타나기 때문에 신중해야 한다. 이 25%의 경우 약물요법과 행동요법을 시행함으로써 절박성 요실금도 완전히 치료할 수 있으니 속에 담아두고 앓지 말자. 검사 이외에도 의사에게 숨김없이 말해야 원활한 진단이 가능하다는 점을 잊지 말자.

Q. 출산 후 요실금이 생긴 여성들이 많다고 들었습니다. 이를 미리 예방할 수는 없을까요? 출산 후에는 약물이나 수술도 어려워지는 터라 걱정이 많습니다.

A. 출산 경험이 없는 여성에 비해 한 번이라도 출산 경험이 있는 여성이 요실금에 걸릴 확률은 약 세 배가량 많다. 출산 경험이 많을수록 요실금에 걸릴 가능성이 큰데, 이는 출산 후에 늘어난 자궁 경부와 약해진 골반 및 근육이 일시적으로 방광 및 요도를 받쳐주지 못해서 생기는 증상이며, 대부분 많이 호전된다.

출산 경험이 많은 여성의 경우 어떨까? 아기가 산도를 통해 나올 때 방광을 닫아주는 신경과 근육이 늘어나는 것은 당연하다. 이때 약해진 골반저근육이 방광에서 소변이 새는 것을 막아주지 못해 발생하는 것이 출산 후 요실금 증세인데, 아주 드물게 출산 중 방광이 상해 근육과 신경이 손상되는 경우도 있다. 이때는 근육을 다시 강화하기 위해 골반저근육 훈련을 해야 한다.

골반저근육, 앞에서도 자주 나온 이야기지만 바로 와 닿지는 않을 것이다. 가볍게 말하자면 방광과 성기(질), 직장(항문)을 닫는 기능, 그리고 방광과 자궁(아기집), 장이 제자리로 잡아주는 기능을 하는 근육이다. 이를 관리하는 것이 바로 위에서 이야기한 케겔운동이다. 그렇다면 케겔운동 이외의 방법은 없는 걸까?

중요한 것은 건강한 방광을 유지하고, 습관을 기르는 것이다. 섬유질이 많은 과일과 채소를 꾸준히 섭취하고, 하루에 1.5에서 2리터가량의 수분을 섭취해야 한다. 방광의 소변 저장량이 줄어들 수 있으므로 혹시 모르니까, 하는 마음으로 화장실에 자주 가지 않고 시간을 정해놓고 가야 한다.

대변을 볼 때 골반저근육을 보호하는 것 또한 중요하다. 변기에 앉는 좋은 방법은 아래팔을 허벅지 위에 놓고, 발을 변기에 가까이 대고 뒤꿈치를 들어 올리는 것이다. 골반저근육에 힘을 빼고 부드럽게 밀어내야 한다. 또한 출산 후 신장과 연령대에 적절한 범위의 체중을 유지하는 것 또한 중요하다.

골반저근육은 단순히 노화로 약해지는 것만은 아니니 출산 후에도 꾸준히 관리를 해주는 것이 좋다.

Q. 요실금 수술과 함께 질 성형술을 권유받았는데요. 주변에 물어보니 젊은 사람이라면 모를까 칠십도 넘은 저와는 별 연관이 없는 수술 같아 보입니다. 요실금 수술과 질 성형술을 반드시 함께해야 요실금이 완치되는 건지, 필수 조건인지가 궁금합니다.

A. 답변 먼저 하자면 흔히 이쁜이 수술이라 불리는 질 성형, 요실금 수술 시 반드시 같이해야 하는 것은 아니다. 이에 관해 이야기하려면 먼저 질 성형술이 무엇인지, 요실금 치료와 어떤 연관이 있는지를 먼저 알아야 한다. 앞에서 탈출증에 관해 이야기했는데, 질 성형술은 간단히 말하자면 질벽의 결손으로 인한 골반 장기 탈출증을 수술적으로 교정하는 방법이다.

골반 장기 탈출증은 요실금, 빈뇨, 무뇨증은 물론 변비, 설사, 변실금, 요통이나 전반적인 골반의 불편함을 호소할 수 있는 질환인 탓에 이를 위해 시행하는 것이다. 임신 및 출산 이후 골반 장기 탈출증이 발생하지 않더라도 질벽이 이완되는 경우 또한 있는데, 이 경우 성 기능 장애의 원인이 될 수 있으며, 일부에서는 질 성형술을 시행하여 성 기능 장애를 극복할 수 있다는 주장이 있다.

이러한 질 성형은 대부분 복압성 요실금 치료 시 권해지는데 자세한 것은 환자의 상태에 따라 달라진다. 다만 '성형술'이란 이름 탓에 젊은 사람들이나 하는 것이라든가 성감을 위해 하는 것이니 중, 노년에겐 필요 없는 일이라고 오인하는 경우가 있다. 이럴 경우 단순히 주위 사람들에게 물어보지 말고 정확한 상담을 받는 것이 좋다.

Q. 굳이 수술을 받지 않아도 치료할 수 있다면서 요즘 요실금 치료기 추천을 많이 받았어요. 좌욕기처럼 보이던데 정말 효과가 있을까요?

A. 케겔운동과 바른 생활습관 정립만으로도 큰 효과를 볼 수 있다. 다만 환자 혼자 이를 제대로 실행하기란 매우 어렵다. 전기자극 치료기나 레이저 치료 역시 많이들 이용하지만, 결국 이러한 방법들은 시간이 지나면 효과가 떨어지고 혼자 꾸준히 하기 어렵다는 점에서(물론 요실금의 종류에 따라) 결론적으로 수술이 추천되는 것이다.

시중에 나온 의료기들은 가격이나 브랜드가 아닌 결국 나와 잘 맞는지, 내 증세에 맞는 물건인지를 살펴 사야 한다. 간단한 요실금 수술의 경우 10분에서 15분 정도 소요되지만, 병원에 가기가 무서워 치료기로만 해결을 보려는 것은 옳지 않다. 괜히 남들이 좋다고 해서 비싼 치료기를 사서 효과도 보지 못하고 악화되는 것보다 먼저 내 몸 상태와 증상을 본 뒤에 그것에 맞게 사용하는 것이 중요하기 때문이다.

요실금에 영향을 끼치는 요인과 관련된 질병, 요실금의 종류와 치료법은 다양한데 명확히 진단도 하지 않은 채 그저 뭉뚱그려 '이게 요실금에 그렇게 좋다고들 하네~'라며 치료를 늦추지 말자는 이야기다.

혼합성 요실금의 경우 갈팡질팡하다 더 나빠지는 경우가 태반이다. 당장 나에게 급한 것, 나에게 필요한 것을 우선순위를 정하여 생각하고 상담해보자. 들어도 좋을 남의 말은 의사의 말뿐이다. 속 편히 서로의 경험담과 아픔을 나누는 것은 정말 중요한 일이나, 사람마다 가족력이 다르고 앓았던 질병이 다르고 몸의 역사가 다르다. 원인이 비슷할지라도 몸에 나타나는 증상이 다를 수 있다. 그러므로 수술 전 다양한 종류의 검사로 치밀하게 자신의 몸과 증상을 파악해야 한다.

4

배뇨 동작이 어려워요 – 일과성 요실금

일과성 요실금은 보통 명백한 원인이 있어 그 원인만 제거해주면 상태가 좋아진다. 다만 검사와 치료가 문제인데, 노인에게 흔한 요실금이기 때문에 대부분 증상이 나타나도 단순히 노화에 따른 것이겠거니, 하고 넘겨버리기 때문이다. 물론 시간이 지남에 따라 몸 곳곳이 낡아가는 것은 어쩔 수 없는 일이나, 노화 역시 꾸준한 관리에 따라 정도가 달라진다는 점을 명시하자. 또한 '늙으니 당연한 것'이라며 몸 건강을 놓는 순간 누구도 당신의 건강을 챙겨주지 않는다는 것 또한 명심하자. 내 몸은 내가 책임져야 한다.

Q. 노인성 요실금은 대부분 일과성 요실금이나 만성 요실금 중 하나라고 들었습니다. 모두 같은 것 아닌가요? 어떻게 다른 것인지 알고 싶습니다.

A. 노인성 요실금에 관한 이야기는 앞서 짧게 언급했다. 나이가 들며 방광의 배뇨근이 약해진 경우, 소변을 볼 때 방광의 수축력이 감소하여

오줌이 새는 것, 이것이 노인성 요실금이다. 콜라겐이 방광 벽에 축적되어 방광 벽의 탄력성이 감소, 소변이 방광에 저장될 때 방광 벽이 팽창되지 않아 방광용적이 감소한다.

간단히 풀어 설명하자면 근육에 힘이 줄어 방광의 용량이 줄어들어 금세 소변이 마렵고, 같은 이유로 조이는 힘이 줄어들어 소변을 오래 참지 못하게 되는 것이 노인성 요실금이다. 특히 성별과 상관없이 나이가 들면 방광 배뇨근이 예민하여 과활동성을 나타낼 수도 있는데, 이러한 증상과 함께 내외적 요인이 더해져 요실금이 발생하게 된다. 이들을 일과성 요실금과 만성 요실금으로 나누는 기준은 바로 발생 원인이다.

만성 요실금은 방광 배뇨근이 과활동성을 가지고 있는 경우, 복압성 요실금, 전립성 비대증 혹은 요도의 섬유화로 인한 요도협착 등으로 발생할 수 있다. 일과성 요실금은 앞서 이야기했듯 섬망, 요로감염, 위축성 질염, 약물, 당뇨와 같은 이유로 발생할 수 있으며 원인을 제거하면 바로 요실금이 없어진다.

노인성 요실금은 대부분 단순 노화 현상으로 간과되어 적절한 치료를 받기보다는 방치되는 경우가 많다. 보조용품을 사용하는 것도 좋지만 보조용품은 어디까지나 보조용품에 그치며 적절한 진단이 필요하다. 특히 환자가 적절한 활동 상태를 가진다면 완치될 수도 있고, 또 완치되지 않더라도 삶의 질을 높이고 합병증을 예방할 수 있으니 그저 가만히 두고 보거나 속에 담아두지 말고 주위에 이야기해보자.

Q. 나이가 들어 거동이 불편해진 탓에, 화장실에 가기도 전에 소변을 지려버립니다. 병원에서 수술로 호전될 가능성은 적다고 하고, 약물 복용도 크게 효과를 보지 못했습니다. 일상생활에서 해결할 방법은 없을까요?

A. 증상이 경미하고 통증이 없다면 보조도구를 사용하는 것 역시 하나의 방법이다. 특히 거동이 불편하다면 이동식 좌변기를 사용하는 거나 요실금 팬티, 패드 등을 착용하는 것도 도움이 된다.

고령의 환자들은 특히 수술을 꺼리는 경우가 많다. 요실금 치료 이외에도 이미 다양한 수술을 경험한 데다 체력이 받쳐주지 않기 때문이다. 물론 이전에 진행했던 다양한 수술과 치료의 부작용으로 요실금이 발생하는 경우도 있으니 이 경우 수술과 투약받은 약 등을 면밀히 살펴 의료진과 상담하는 것이 좋다. 다양한 요실금 보조도구는 이번 장 마지막에 나오니 참고하자.

Q. 젊을 땐 이런 증상이 없었는데, 폐경이 온 뒤로 요실금 같은 증상이 생기기 시작했어요. 폐경기가 오면 누구나 다 이러는 걸까요? 나이가 들어 근육에 힘이 없는 것과는 다른 것 같은데 이유가 뭘까요?

A. 요실금의 원인 중 하나가 임신과 출산이라는 이야기는 앞서 여러 차례 하였다. 마찬가지로 폐경 역시 다양한 증상을 불러오는 원인 중 하나인데, 이는 폐경기가 오면 난소 기능이 멈추고 혈중 에스트로젠 수치가 급격히 떨어지기 때문이다. 호르몬 조절이 이전과 달라지므로 그 결과 홍조와 야간 발한과 같은 폐경기 증상이 나타나게 된다. 물론 이는 사람마다 다소 차이가 있고, 여기에 열거되지 않은 다양한 증상들이 있으

니 일상생활에 심각한 영향을 미칠 경우 의사와 상담을 하거나 치료를 받는 것이 좋다. 에스트로겐 수치가 떨어질 경우 체온 조절이나 홍조뿐만 아니라 에스트로겐에 민감한 골반 조직에도 영향을 미치기 때문이다.

골반에 있는 조직과 근육이 특히 얇아져 약해지는데, 피부에서 지지 역할을 하는 단백질인 콜라겐에 손상을 주게 된다. 그 결과 방광, 창자, 자궁과 같은 골반 조직에 대한 지지력이 떨어져 질 탈출증과 같은 일이 발생하는 것이다. 호르몬 대치요법을 통한 치료는 이와 같은 변화를 되돌리는 데 도움이 되지만 완전히 치료할 수는 없다. 한번 약화된 콜라겐은 이전과 같은 강도로 돌아갈 수 없기 때문이다.

또한 에스트로겐 감소가 길어질 경우 위축성 질염이 생기기도 하는데, 위축성 질염은 질벽이 얇아지고 염증이 생겨 가렵고 쓰라린 증상을 보이는 병이다. 질 내부의 박테리아 변화로 생길 수도 있으나, 결론적으로 질의 이상으로 인해 요도 주위가 자극받아 소변 배출 빈도가 증가하여 요실금 증세를 야기할 수도 있다.

질문의 궁금증대로, 단순히 노화로 인한 근 손실이 야기한 요실금 증세와 폐경기에 따른 요실금 증세는 다르다. 또한 누구에게나 폐경기는 처음 맞는 증세인 탓에 이전과 다른 자신의 몸이 낯설고 적응이 어렵다. 여자라면 누구나 겪는 일이라지만 나에게는 처음인 일 아닌가!

폐경기는 단순 비뇨계 질환 이외에도 여성으로서의 자신감 결여 등 심리적인 문제로도 이어진다. 다만 이것을 병이라고 생각하거나 여성으로서의 가치 하락이라고 생각하는 것이 아닌, 지금껏 수고한 내 몸이 쉬어가는 과정이라고 생각해보자. 모든 병이 단순히 마음가짐 하나로 해결되지는 않지만, 마음이 무거울수록 몸도 쉽게 무거워진다.

이러한 의미에서 요즈음엔 부정적인 뉘앙스가 담긴 '폐경'이 아닌, 월경이 완성되었다는 의미의 '완경'이라는 단어를 쓰기도 한다. 지난날 수고했던 내 몸을 다시금 돌이켜보며 변화하는 몸을 외면하기보단 더 자세히 살펴보고 아껴주자. 지금까지 수고했던 나 자신을.

Q. 요실금 증상으로 병원에 갔더니 요로 폐색이란 말을 들었습니다. 요실금과 다른 건가요?

A. 요로 폐색이란 요로계의 어느 부분이 막혀 요 흐름이 완전, 또는 부분적으로 차단된 상태로 요실금의 원인이 되곤 한다. 즉, 요로 폐색이 원인이 되어 요실금 증상이 나타날 수 있으나 두 증상은 다른 것이다.

요로 폐색은 외적 요인 혹은 기능적인 결함으로 생기고는 하는데, 보통 신경성 방광, 비운동성 요관, 방광 요관류 등의 기능적 원인으로 발생한다. 골반 종양, 골반 내 결석, 골반 내 수술이나 대장 수술 중 요관 및 결찰, 비뇨 생식기 결핵 등으로도 발생하며, 하부 요로 폐색은 요로 협착, 요로결석, 방광암, 양성 전립성 비대증과 같은 이유로 발생하곤 한다.

폐색 부위와 폐색 정도에 따라 증상과 징후는 달라지는데, 방광 상부의 급성 요로폐색은 주로 요관 결석으로 발생한다. 요관 결석으로 인해 신장에서 형성된 요가 방광으로 흐르지 못하면 폐색된 부위의 상부 요로에 소변이 정체되기 때문에 정체된 소변의 압력으로 인해 요관이 확장되어 요관 수류가 발생하는 것이다. 조기에 치료하지 않을 경우 소변이 신우, 집합관, 신피질까지 확장되어 심한 통증을 일으키고 수신증이 오며, 점차 신부전으로 진행될 수 있다. 또한 신산통(등뼈 옆쪽 부분을 중심으로 등의 중앙에서 갑자기 일어나는 격심한 통증. 요관이 갑자기 막힌 경우에 일어나며, 그 원인으로는 요관 돌·콩팥돌·혈괴 따위가 있다.)은 강도의 변화 없이 지속적이고 하복부, 고환, 음순으로 방사된다.

또한 요로폐쇄가 방광 하부에 발생하면 양측성 요로폐색이 나타나며 처음에는 방광이 팽만 되어 하복부 압통이 나타나고, 치골 상부에서 방광이 만져진다. 요로의 폐색 정도에 따라 소변 배설량이 소량에서 무뇨까지 다양하며 감염이 진행됨에 따라 빈뇨, 배뇨 곤란, 배뇨 긴박감이 나타난다. 이를 요실금으로 오인하여 찾아오는 환자들이 종종 있는데 원인과 증상을 따져보면 요로 폐색인 경우가 왕왕 있다. 요로 폐색이 길게 지속하면 요관수류, 수신증, 요로감염, 요로결석, 급성 혹은 만성 신부전 등의 합병증이 발생한다.

폐색의 원인을 제거하거나 배뇨를 위한 요로도관 삽입, 치골상부 방광절개술 등의 치료법이 있으니 위와 같은 증상이 나타나면 전문적인 상담과 진단이 필요하다.

한눈에 보는 일과성 요실금 치료법

1) 요로감염일 경우

요로감염의 경우, 경미한 증상은 감염이 저절로 치유될 수도 있으므로 다음과 같은 조치로도 충분하다. 단순히 물을 많이 마시는 것은 소변을 희석해 증상을 약하게 하는 것에 불과하다. 소다수와 보리차, 오렌지주스 등 소변의 산도를 감소시켜 배출될 때의 고통을 덜어주는 음료 섭취를 늘리자.

2) 재발성 감염의 경우

특별한 원인이 발견되지 않는 재발성 감염의 경우, 방광을 무균상태로 유지하고 감염 확산 전 치료를 위해 밤에 저용량의 항생제를 사용해야 한다. 또 필요할 때만 치료해야 한다. 즉 성교 후에만 증상이 나타나는 경우엔 성교 전이나 직후 항생제를 복용하는 식이다. 재발 방광염을 가진 대다수 여성은 언제 증상이 나타날지를 반나절 전에 미리 알기 때문에, 항생제 복용 1회로도 종종 치료되곤 한다. 그런데도 24시간 이상 증상이 계속되는 경우, 항생제에 내성이 생겼다는 뜻이므로 전문적인 병원 치료를 받아야 한다.

3) 위축성 요도염의 경우

　위축성 요도염이란 요도 및 질 점막이 위축되는 증상으로, 보통 폐경기 여성에게 보이는 갱년기 증상이다. 방광이 질로 빠져나오는 방광 탈출증, 과민성방광, 빈뇨, 성 고통 등 갱년기에 나타나는 비뇨기계 질환으로 요도 주위가 빨갛게 붓거나 질 벽이 위축된 상태를 뜻한다. 이는 대부분 여성호르몬인 에스트로겐의 결핍으로 생기는 증상이기에 일반적으로 호르몬 치료를 한다. 단, 장기간 호르몬 치료를 받을 시 유방암, 심장 질환 등의 부작용이 발생한다는 연구가 있어 최근에는 저용량 호르몬 요법이나 식물성 호르몬 등으로 대처하고 있다. 폐경기와 갱년기 증상은 결국 여성이라면 누구나 겪는 일이므로 정기 검진을 통해 질병을 조기에 발견하고, 적절한 운동과 체중 조절, 고른 영양 섭취로 신체 전반의 건강관리에 힘쓰는 것이 좋다.

4) 증상이 경미한 경우

　증상이 경미하고 통증이 없다면 보조도구를 사용하는 것 역시 하나의 방법이다. 특히 거동이 불편하다면 이동식 좌변기를 사용하는 거나 요실금 팬티, 패드 등을 착용하는 것도 도움이 된다. 요실금 보조도구들에는 가벼운 팬티 라이너부터 기저귀에 가까운 안전 흡수패드, 의자와 침대를 위한 언더패드와 카테터까지 다양한 종류가 있다.

5

요실금 보조용품은 증상에 맞게

> "나이가 있다 보니 수술 치료도 무섭고,
> 이미 만성이 된 것 같아 보조기구를 사용하고 있습니다.
> 그런데 요실금 보조용품은 주위에 물어보기도 그렇고,
> 어떻게 구매하고 또 관리하는 것이 좋을지 고민입니다."

어느 환자분의 고민 내용이다.

이렇게 요실금 증상을 주위에 쉽게 털어놓지 못하는 여성들이 택하는 것 중 하나가 바로 보조용품 사용이다. 전문 의료진을 찾기보다는 혼자 힘으로 요실금에 대처하려 하기 때문인데, 이 때문인지 근래 요실금 보조용품 관련 시장은 점차 커지는 추세이다.

요실금 보조 제품들은 대부분 요실금 증상을 관리하여 사회생활에 지장이 없도록 보조하는 것으로, 가벼운 팬티 라이너부터 기저귀에 가까운 안전 흡수패드, 의자와 침대를 위한 언더패드와 카테터까지 다양

한 종류가 있다. 약국에서 구매할 수 있는 것도, 일반 매장에서 구매할 수 있는 것도 있으나 중요한 것은 환자의 증상에 맞는 제품 사용이다.

가장 좋은 것은 의사와 전문가의 조언에 따라 환자에게 필요한 제품을 구매하는 것이지만 앞서 말한 대로 혼자 힘으로 요실금에 대처하려는 사람들에게 이는 어려운 일이다. 그렇다면 먼저 용품을 구매하기 전에 간단한 자가 검진을 해보자.

요실금 보조용품 구입 전 자가진단법

1. 요실금이 당신에게 어떤 문제를 일으키는가?
2. 소량의 소변이 자주 새는 편, 혹은 다량의 소변이 가끔 새는 편?
3. 요실금으로 곤란을 겪는 건 보통 언제인가? 밤 혹은 운동 중?
4. 소변이 샜을 때 쉽게 교체할 수 있는가? (화장실을 자주 가기 어려운 환경인가? 화장실에 갈 때까지 임시방편으로 패드를 사용하는지, 혹은 여러 시간 동안 간헐적으로 새는 것을 막아줄 수 있어야 하는지?)
5. 교차하는 데 도움 필요, 혹은 혼자 힘으로 해결 가능?
6. 몸에 꼭 맞는 옷을 입기 위해 드러나지 않는 소형 패드가 필요한가?

자가진단 후 현재 자신의 몸에 필요한 점을 생각했다면, 이제 다음과 같은 것을 고려해보자.

자가진단 후 고려 사항
1. 신체 사이즈와 체형
2. 안정성
3. 모아둘 소변의 양
4. 냄새
5. 은밀성
6. 편안함과 피부 자극성
7. 구매의 용이함
8. 일회용품/재사용품
9. 사용의 편리성/교환성

이렇게 다양한 점들을 고려해보았다면 다음에서 알려주는 각 용품의 장단점을 비교하여 자신에 맞는 용품을 선택해보자.

- **팬티 라이너 – 티 나지 않고, 구매하기 쉬우며, 교체하기 좋으나 자주 갈아줘야 하는 불편함**

요실금 보조도구 중 가장 간단한 보호 수단인 팬티 라이너는 티 나지 않게 착용할 수 있지만 얇고 작다 보니 소변 흡수력은 떨어지는 편이다. 구입 역시 편하며 착용감도 나쁘지 않으며, 교체 역시 간단하나 다른 도구에 비해 가장 자주 갈아줘야 한다는 단점이 있다. 그러므로 다량의 소변이 새는 경우에는 사용을 권장하지 않는다. 제때 갈아주지 않을 경우 도리어 피부에 좋지 않은 결과를 불러일으키기도 하기 때문이다. 그럼에도 많은 여성이 요실금 보조도구로 팬티 라이너를 찾는 이유는 비단 요실금 환자들만이 사용하는 것이 아닌 대다수 여성이 사용하는 평범한 여성용품이기 때문이다. 생리 전후에 냉과 같은 분비물이 잦은 경우, 사무직 여성이나 전업주부처럼 화장실에 가는 것이 어렵지 않은 여성들은 더욱더 그렇다.

패드 역시 자주 사용되는 도구이다. 패드는 방수막이 있어 팬티 라이너보다 훨씬 안전하며, 흡수성 역시 팬티 라이너보다 뛰어나다. 단 제품에 따라 가장자리에서 소변이 샐 수 있으니 주의해야 한다. 팬티 라이너보다 두껍고 면적이 넓고 긴 패드는 종류도 더욱 다양하며 소변 누출이 심각한 경우에 사용할 수 있는 두꺼운 제품도 있다.

- **주머니형 속옷 – 티 나지 않고 위치를 재조정하지 않아도 되는 장점**

주머니형 팬티는 주머니에 별도의 고체용 패드를 넣을 수 있는 방수 팬티이다. 즉, 팬티를 갈아입지 않고 패드만 교체할 수 있다. 위치를 재조정하지 않아도 패드가 제자리에 고정된다는 장점이 있다. 소변이 팬티의 구멍이 있는 층을 통과하여 패드 안으로 스며들어 가는 원리인데, 용변 후 패드 위치를 조정하는 것을 잊어버리는 사람들에게 특히 유용하다. 다만 단점이 있다면 소변 누출 후에 안감을 교체할 수 없어 오염된 부분이 장기간 피부에 닿는다는 점이다.

물론 이러한 점을 고려하여 해당 부분에 방수 처리를 하거나, 패드를 삽입한 속옷의 출시 역시 늘었다. 이러한 제품들은 착용 시 겉으로 드러나지 않으며 외관상 일반 속옷과 차이 나지 않아 요실금 환자들의 기분을 한결 덜어준다.

• 성인용 기저귀 – 요실금 보조용품의 대명사

팬티 라이너, 패드, 주머니형 팬티보다 안전하고 위생적인 도구를 꼽는다면 당연히 기저귀다. 물론 기저귀는 영유아 제품이며 착용 시 옷맵시에 영향을 주어 많은 이들이 기피하는 물건이기도 하다. 특히 성인이 기저귀를 착용할 때 오는 심리적인 압박감과 민망함 탓에 많은 이들이 가장 깔끔한 도구임에도 불구하고 착용하지 못하는 경우가 많다.

그러나 다른 도구들보다 흡수성이 월등히 뛰어나며 일회용으로 위생적인 문제도 합격점인 성인용 기저귀는 요실금 환자들에게 많은 도움이 된다. 성인용 기저귀의 경우 몸의 곡선에 들어맞고 편안하며, 가벼운 제품들이 늘고 있다. 특히 노인 인구의 증가에 따라 여러 선진국에서 '활동성'을 중시한 제품들이 줄지어 출시되고 있으니 기호에 맞는 제품을 선택하는 것이 좋겠다.

• 매트리스 커버 – 몸을 가누기 힘들고, 잠자리에서 요가 샐 때

매트리스 커버 역시 다양한 종류가 있다. 보통 잠자리에서 소변 유출이 심한 환자들이 선택하는 것으로, 소변 누출의 양과 빈도에 따라 제품 추천 역시 달라진다. 잠자리에서 실례해버린 어린아이와 밤마다 다량의 누출이 있는 성인에게 권장되는 매트리스 커버는 다르다. 더욱 적은 흡수력을 지닌 대신 가벼운 커버를 택할지, 감촉이나 무게보다는 흡수력을 우선으로 하여 택할지는 환자의 상태에 따라 달렸다.

3장

여성의 삶에 영향을 미치는 요실금

1   부부관계와 여성 요실금의 상관관계

2   우울증을 부르는 과민성방광 증상과 진단

3   과민성방광 치료와 예방

4   임신 중 요실금 사례와 치료

5   임신 중 요실금 예방과 분만 후 관리

1
부부관계와 여성 요실금의 상관관계

요실금의 원인이 다양하듯, 치료 역시 한 가지 문제에만 집중한다고 해서 끝나는 것이 아니다. 여성의 근육 수축력은 대부분 30대부터 급격하게 떨어지기 시작하는데, 그 때문에 말 못 할 고민으로 속앓이를 하는 여성들이 참 많다. 특히 부부간 문제, 성적인 문제는 사회적으로 터부시되는 분위기이다 보니 더더욱 그렇다. 요실금 증상이 나타나는 여성 중 수축력 부족으로 부부관계에서도 고민하는 여성들도 상당한데, 이번 장에서는 이와 관련된 이야기를 해보고자 한다.

몸에 이상이 생겨 비뇨기과나 산부인과에 가더라도 '성'과 관련된 이야기는 꺼내기 쉽지 않다. 결국 다 똑같은 사람 몸에 관한 이야기지만 미혼 여성이라면 사회적 평판이 두려워서, 기혼 여성이라면 부부관계를 타인에게 말하기가 껄끄러워 입을 다물게 된다. 요실금 환자 네 명중 한 명꼴로 성 기능 장애가 동반된다는 연구 결과가 있지만, 요실금 환자 중 의사에게 성 기능 장애를 이야기하는 숫자는 극히 미미하다.

남성 의사에게 말하지 못하는 것은 예사고, 같은 여성 의사에게도 말하지 못하는 경우도 태반이다.

실제로 관계 중 오줌이 새는 경우도 적지 않으며, 이때 수치심으로 성관계를 피하게 된 사례도 있다. 상대의 반응과 관계없이 여성 본인의 심리적인 문제 때문인데 이는 곧 성 기능 장애를 야기하기도 한다.

부부관계 시 잦은 요실금 증세로 아이 핑계를 대며 섹스리스 부부가 되는 것은 물론, 관계 중 소변이 새는 걸 인정하지 않고 소변이 아닌 흥분해서 나온 애액이라고 생각하던 여성도 있다. 하지만 성관계 중 나타나는 요실금 증세를 알아보고 관리하는 것은 중요하다.

복압성 요실금과 절박성 요실금은 원인과 치료 방법이 모두 다르지만 함께 나타나는 경우가 많다는 것은 익히 알고 있을 것이다. 성관계 중 요실금이 느껴지는 경우는 크게 두 가지로 나눌 수 있는데, 첫째로는 오르가슴에 도달하게 됐을 때 소변을 누게 되는 사람이 있다. 둘째로는 오르가슴에 도달하기 전, 성행위를 하다 보면 질 내 부피가 늘어나고 방광을 압박하게 된다. 이럴 때마다 강한 변의를 느끼고 소변이 새는 사람들이 바로 두 번째다. 두 가지는 얼핏 보기에는 모두 '성행위 중 요실금 현상'으로 볼 수 있으나 엄연히 다르다.

대부분 복압성 요실금 환자의 경우, 성행위 중 삽입할 때 요실금 증상이 나타난다. 절박성 요실금은 오르가슴을 느꼈을 때 요실금 증상이 나타나는 경우가 많다. 복압성과 절박성은 치료법이 다름에도 이를 오인하고 잘못된 진단을 할 수 있다. 오르가슴 때 요실금이 있는 환자에게는 과민성방광을 치료하는 약물치료를, 삽입 시 요실금이 생기는 환자에게는 복압성 요실금 수술을 하는 것이 좋다.

물론 요실금은 원인이 다양하고 두 가지 요실금이 함께 나타나는 경우도 많기 때문에 더 득과 실을 따지는 것이 좋다. 또한 종종 '성행위 중 요실금 증상이 나타나'기 때문에 전문의의 진단을 받고 적절한 치료를 받도록 하자.

2

우울증을 부르는 과민성방광 증상과 진단

빈뇨, 야간뇨, 절박뇨 등을 경험하다 요실금에 이르는 환자들. 요실금이 환자를 위축시키는 것은 물론 심리상태에 영향을 끼친다는 이야기는 많지만, 특히 과민성방광 환자들의 경우 우울증을 보인다는 연구결과가 있다. 치료에 사용되는 약물 문제일 수도 있고, 요실금이라는 병이 사람들의 인식보다 심각하다는 의미일 수도 있다. 이번 장에서는 과민성방광 환자들이 겪는 우울증에 대해 이야기하려 한다.

그 전에 먼저, 과민성방광 환자들이 겪는 우울증을 이야기하려면 과민성방광이란 질병에 대해 알아야 할 것이다. 자, 과민성방광증후군이란 무엇일까? 둘 다 소변, 배뇨 기관과 관련된 질병이지만 다른 질병이다. 그러나 증상이 비슷하여 명확히 구분하지 못하는 경우가 많다.

과민성방광이란 무엇일까?

국제요실금학회에서 정의한 바에 따르면 과민성방광이란 요로감염이 없고 다른 명백한 질환이 없으면서 절박성 요실금(소변이 마려우면 참지 못하고 지리는 증상) 유무와 관계없이 요절박(urinary urgency: 강하고 갑작스러운 요의를 느끼면서 소변이 마려우면 참을 수 없는 증상)이 있으면서 빈뇨와 야간뇨(야간 수면 중 배뇨를 하는 것)가 동반되는 경우로 정의한다.

즉, 특별한 질병 없이 자주(하루 8번 이상) 참을 수 없을 정도의 매우 급작스러운 요의(소변이 마려운 느낌)를 느끼고, 수면 중에도 자주 소변을 보는 질환이라고 할 수 있다. 정상적인 상태에서 방광에 약 300~400mL의 소변이 찼을 때 화장실에 가고 싶은 느낌이 드는 데 반해, 과민성방광이라면 그보다 더 적은 양인 50~100mL의 소변이 찼는데도 환자는 300~400mL로 인식하여 화장실에 달려가고 싶은 느낌이 든다. 이때 과민성방광과 복압성 요실금을 구분하는 방법은 아래와 같다. 갑자기 소변이 마려운 느낌과 함께 빈뇨가 동반되는 것은 과민성방광이며, 기침이나 재채기, 뛸 때 발생하는 요 누출은 복압성 요실금이다.

안타깝게도 과민성방광은 원인이 명확히 밝혀지지 않은 질병이다. 요로감염, 호르몬 결핍, 약물 부작용, 과도한 수분 섭취 및 배뇨량, 변비, 비만, 정신 상태 변화, 방광출구 폐색, 질 탈출증, 당뇨, 뇌졸증, 뇌 신경 및 척수신경의 마비, 이상 등이 과민성방광 증상을 유발할 수 있는 요인으로 알려져 있다.

빈뇨(하루 8회 이상 소변을 보는 증상), 요절박(강하고 갑작스러운 요의를 느끼면서 소변이 마려우며 참을 수 없는 증상), 절박성 요실금, 야간뇨(야간 수면 시간에 배뇨를 하는 것) 등은 과민성방광에서 흔히 나타나는 증상이다.

조금 전에 화장실에 다녀왔는데도 다시 소변이 마려워 화장실에 달려가고 싶은 느낌이 들어 화장실에 자주 가는 빈뇨 증세도 동반된다. 심한 경우 밤에도 소변이 마려워 자다가 화장실에 갈 수도 있으며, 더심한 경우 화장실에 가기도 전에 소변이 배출되어 속옷을 적시는 절박성 요실금이 나타날 수도 있다. 2001년 대한 배뇨장애 및 요실금 학회에서 40세 이상의 남녀를 조사한 결과 약 20%에서 과민성방광증세가 있는 것으로 보고되었다.

생명에 지장을 주는 질병은 아니지만, 삶의 질을 크게 떨어트리며 사회생활을 어렵게 하는 질병이 과민성방광이다. 소변을 참을 수 없어 소변 횟수가 잦아지면서 수면 부족과 업무능력 저하가 초래될 수 있고, 이로 인해 정신적으로 우울증과 수치심을 유발하여 대인관계 기피등 다양한 형태로 일상생활에 지장을 주게 된다.

과민성방광은 어떻게 진단하는 것일까?

조기 진단을 위해서는 증상에 대한 평가, 신체검사, 소변검사 등을 통해 요로감염을 배제하고, 과민성방광에 대한 검사를 진행한다.

① 병력 청취

증상만으로 과민성방광을 진단할 수는 없으므로 비뇨기과적 혹은 부인과적 병력, 당뇨 혹은 신부전, 이뇨제 복용 등 빈뇨와 야간뇨를 유발할 수 있는 약물의 복용 여부, 방광 자극 증상을 유발할 수 있는 변비, 요로감염을 의심할 수 있는 배뇨통, 증상 발현 시기, 가능한 원인, 즉 신경학적 원인이나 대사적 원인 등에 대해 조사할 수 있다. 간단한 질문들로 이뤄진 설문지를 통해 과민성방광 유무 및 정도를 어느 정도 평가할 수 있다.

② 신체검사

신경학적인 이상 소견이 있는지 신체검사로 신경계 유무를 확인한다. 복압성 요실금이 의심되거나 골반 장기의 탈출증이 의심되는 환자의 경우 반드시 내진으로 확인하여야 한다. 골반 탈출증이 있는지 확인하기 위해 회음부 내진을 시행하고, 항문 괄약근 상태 및 신경학적 검사를 시행한다.

③ 소변검사

요로감염은 과민성방광 진단 시 반드시 구별해야 할 질환이다. 방광염이 있는 경우 배뇨통과 같은 하부요로 증세와 같이 과민성방광 증세를 호소할 수 있다. 방광염이 있는 경우에는 반드시 항생제 약물치료를 시행하여 원인을 제거해주면 과민성방광이 호전될 수 있으므로 반드시 소변검사로 확인하여야 한다. 소변검사(urinalysis)는 필수 검사이며, 소변검사에서 혈뇨가 확인되면 추가적인 비뇨기과적 검사를 시행하게 된다. 당이나 단백뇨가 확인될 경우 신장검사가 필요하다. 방광 자극 증상이 심하면 방광암의 가능성을 배제하기 위해 소변 세포검사를 추가로 시행하는 경우도 있다.

④ 배뇨일지

과민성방광 검사에서 가장 기본이 되는 검사이다.

배뇨일지를 통해서 하루 중 배뇨 시간, 배뇨량, 배뇨 횟수, 수분 섭취량, 요실금 발생 횟수 등 다른 검사로는 알 수 없는 중요한 정보를 얻을 수 있다. 1일에서 7일까지 기록할 수 있지만 보통 3일 정도 연속적으로 기록한다. 환자의 배뇨상태를 의사가 주관적으로 평가할 수 있는 가장 좋은 검사 방법이다.

⑤ 요역동학검사

요역동학검사는 요도와 항문에 가느다란 관을 삽입하여 방광의 실제 압력을 측정하는 검사이다. 과민성방광을 진단하는 데 반드시 필요한 검사는 아니지만, 특히 신경학적인 이상 소견에 따른 과민성방광이 의심되거나 일반적으로 시행하는 약물치료로 잘 호전이 되지 않는 경우에 시행한다. 방광에 생리식염수를 서서히 채워가는 중에 방광의 배뇨근이 비정상적으로 수축하는지를 관찰할 수 있다.

모든 환자에게 필요한 것은 아니나 증상이 복합적인 경우, 신경질환이 동반되었거나 동반되었을 가능성이 있는 경우, 혹은 조기 치료에 실패한 경우에는 요역동학검사가 필요할 수 있다.

박연이 원장의 요실금 완전정복가이드

3

과민성방광 치료와 예방

과민성방광 진단과 검사를 마쳤다면, 과민성방광은 어떻게 치료할 수 있을까? 흔히 방광이 예민하다고 하는 경우, 즉 과민성방광일 때는 일반적으로 약물치료를 한다. 과민성방광을 일으킬 수 있는 질환들, 예를 들어 방광염, 당뇨병, 질 탈출증과 같은 질병들을 우선 확인하고 이에 대한 치료를 해야 한다.

약물치료

약물치료는 행동치료와 더불어 과민성방광 치료의 일차적 치료로 국제적으로 인정되고 있으며, 과민성방광 치료의 근간이 된다. 주로 사용되는 약제는 항콜린제(부교감신경 억제제)이며, 옥시부티닌(oxybutynin), 프로피베린(propiverine), 트로스피움(trospium), 톨테로딘(tolterodine), 솔리페나신(solifenacin) 등이 있다. 항콜린제의 부작용은 입 마름, 변비, 시야 장애 등이 있으며, 심한 경우 복용을 중단해야 하는 경우도 있다.

이때 흔히들 약물 요법을 시작할 때 약을 계속 먹어야 한다고 이야기하면 장기간 복용에 따른 문제가 없는지를 문의한다. 거기에 '왜 평생 먹어야 하는지'를 궁금하게 여기는 환자들 또한 많다. 왜일까?

과민성방광을 치료하기 위한 약물 요법의 기본적인 원리는 '부교감신경을 억제'하는 것이다. 방광의 수축이 주로 부교감신경이 작용하여 생기기 때문인데, 그래서 이때 항콜린제제가 사용되는 것이다. 항콜린제제의 가장 흔한 부작용으로는 침샘의 분비를 억제하는 것으로, 장기간 약을 복용할 시 입 마름 증세가 나타날 수 있다. 요즘 약들은 방광에만 작용하고 침샘에는 영향을 덜 끼치는 약물 제제가 나왔지만, 흔히 나타나는 부작용이다. 이외에도 위장관이 좋지 않은 환자의 경우 변비증세를 일으킬 수도 있다.

Tip **항콜린제제는 언제까지 먹어야 하는가?**

항콜린제제의 복용기간은 특별히 정해지지 않았다. 일반적으로는 약 3개월 정도 지속해 본 뒤 효과가 좋으면 복용을 지속하는 것이 좋다. 보통 약물 복용 3개월 뒤에 중단하는 경우, 계속해서 약을 먹는 환자에 비해 과민성방광 증세가 더 악화하는 경우가 많았기 때문이다.

과민성방광은 생명을 위협하는 질환은 아니지만 환자의 삶의 질에 막대한 영향을 끼치는 질환이다. 일부 연구에서는 과민성방광 환자가 당뇨 환자보다도 삶의 질이 더 낮은 것으로 확인되었다. 과민성방광은 수면 및 주간 활동을 방해하는 것은 물론이고, 불편감, 수치심, 자신감 상실 등으로 환자를 고립시켜 정신적, 신체적 건강에 악영향을 준다.

특별한 예방법이 없는 과민성방광

안타깝게도 이런 과민성방광의 특별한 예방법은 없다. 40대 이상에선 30%가 배뇨장애를 지니고 있다는 연구 결과가 있으며, 대한 배뇨장애 및 요실금 학회에서 전국의 40대 남녀 2,005명을 무작위로 추출, 전화 설문한 결과, 빈뇨 17.4%, 절박뇨 19.1%, 절박 요실금 8.2%, 빈뇨와 절박뇨가 동시에 있는 경우는 7.1%였고, 세 가지 증상 중 하나라도 가지고 있는 경우는 무려 30.5%나 되었다. 연령이 많을수록 그 빈도는 증가하였고 절박뇨와 절박성 요실금의 빈도는 여성이 남성보다 높았다.

다만 식이요법과 생활 가이드를 준수한다면 위험도가 감소할 것으로 예측된다. 만성 변비가 동반된 환자의 경우 육류 섭취를 줄이고 채소와 과일 섭취를 늘려 변비를 개선하는 것이 도움이 될 수 있다. 탄산음료에는 인공감미료, 착색제, 방부제, 구연산 등 방광을 자극하는 물질들이 들어 있어 증상을 악화시키는 요인이 되므로 탄산음료 섭취를 제한하는 것이 좋다. 카페인은 이뇨 효과 외에 방광을 흥분시키는 작용이 있으므로 카페인 섭취를 제한해야 한다. 과도한 수분 섭취 역시 증상을 악화시키는 요인이므로 수분 섭취량을 적절히 조절해야 한다.

비만 환자에서 과민성방광의 위험이 크다는 연구 결과가 있으므로 체중 조절을 위해 적당한 운동도 해야 한다. 만성적인 기침은 방광 자극 증상을 악화시키므로 금연해야 한다.

과민성방광 치료 약물의 우울증 유발?

먼저 과민성방광 증후군을 치료하기 위한 약물이 우울증을 유발한다는 이야기는 몇 년 전부터 나온 이야기다. 대만 타이베이 의과대학 병원 리팅 카오 연구팀의 연구 결과에 의하면 과민방광증후군이 있는 여성 중 무스카린성(antimuscarinics) 약물을 복용한 여성은 그렇지 않은 여성보다 3년 안에 우울증이 걸릴 확률이 38% 높게 나타났다고 한다.

항무스카린성 약물은 배뇨근의 수축을 억제하는 약물로, 주로 과민성방광 치료요법에 사용되는 약물이다. 신경계통 약물, 정신과 약물이 요실금과 방광염을 촉진할 수 있다는 이야기는 앞서 이야기했지만, 방광염을 치료하기 위한 약물이 우울증을 야기할 수 있다니 놀랄 수밖에 없다. 이 사실을 안 사람이라면 약물치료가 꺼려질지도 모르겠다. 하지만 앞서 병 치료에서 한 이야기, 기억하는가? 모든 것은 득과 실을 따져서 처방하는 것이다. 약물의 영향력을 무시하진 않겠다. 하지만 어디까지나 이는 확률상의 문제이며, 약물의 영향력이 아니더라도 과민성방광 증후군과 우울증의 상관관계는 이미 많은 곳에서 이야기된 주제다.

과민성방광과 비뇨 질환이 끼치는 영향

과민성방광을 단순히 화장실을 자주 가는 것으로만 생각하면 곤란하다. 여성전용 익명 커뮤니티에선 과민성방광으로 인해 삶의 질이 떨어지고 정신적인 스트레스를 호소하는 여성들이 많다. 예민하고 부끄러운 문제인 탓에 겉으로 드러내지 못할 뿐, 생체 리듬을 조절하지 못하는 데서 오는 스트레스는 상당하다. '정상적인' 방광은 하루에 화장실을 몇 번이나 가는지, 자신이 방광염인지, 성병인지, 과민성방광인지도 명확히 알지 못한 채 전전긍긍 앓는 환자들. 약물의 부작용을 우려해 진단을 받고도 쉽사리 약을 복용하지 못하는 환자들. 생활습관 교정을 받았으나 고된 업무와 생활에 지쳐 실천하지 못했다가 결국 스스로를 자책하는 환자들….

과민성방광으로 인해 힘들고 괴로운 시간을 보낸 사람들의 이야기. 남 일처럼 느껴지기도 하고, 어디서 들은 것 같은 이야기거나 너무나

공감 가는 이야기도 있을 것이다. 그러나 모두 이것만은 알아두자. 통증은 사람을 갉아먹는다. 병은 사람을 우울하게 한다. 고작 이런 것 때문에 우울해 하고, 자괴감을 느끼거나 부끄러워하지 말자. 아픈 나를 몰아붙이지 말고, 그저 도닥여주자.

4

임신 중 요실금 사례와 치료

임신, 출산이 요실금의 원인 중 하나라는 것은 입이 닳도록 말했다. 임신 중에도, 혹은 자연분만 이후에도 요실금을 느끼는 여성들이 참 많다. 임산부 평균 41%가 요실금을 경험하는 것으로 알려져 있으니, 흔한 일이다. 임신, 출산에 따른 물리적 · 호르몬 변화는 여성의 몸 구석구석 다양한 변화를 끼치지만 그중에서도 유독 질의 이완이나 요도, 방광에 큰 변화가 오기 마련이다.

다만 임신 중은 물론 임신, 출산 후에도 병원에 자주 못 가는 여성들은 그저 참고 넘길 뿐이다. 임신 중에는 태중의 아이에게 문제가 될까 봐, 임신 후에는 아이를 돌보느라 자기 몸을 돌볼 시간이 없어서, 모유 수유에 영향이 갈까 봐…. 하지만 아이만큼이나 중요한 것은 산모, 자신의 몸이다. 오랫동안 아이와 함께 건강히 지내려면 누구보다 나 자신을 챙기는 것이 중요하다는 것을 기억하며, 임신 중 요실금에 대해 알아보자. 먼저 여러 사례를 살펴보자.

요실금을 겪은 임신부 사례 - 30대 중반 A씨

임신 5개월, 임신하면 내 몸이 내 몸 같지가 않고, 내 몸의 주도권을 뱃속의 꼬물거리는 아가에게 모두 줘야 한다는 건 생각하고 있었지만 설마 오줌을 지려버릴 줄은 몰랐어요. 그것도 밤중에요! 임신하고 화장실에 자주 가는 건 느끼고 있었는데 설마 잠결에 지려버릴 줄은 몰랐죠.

남편과 친정엄마만 아는 부끄러운 이야기지만, 너무 당황해서 울어버렸어요. 남편은 임신 중이니까 별거 아니라고, 양수 터진 게 아니라서 다행이라고 하는 데 너무 민망하더라고요. 오늘 회사에서 유달리 목이 말라서 탄산음료를 많이 마셨는데, 그것 때문인 것 같아요. 밥은 안 들어가는데 평소엔 거들떠보지도 않던 오렌지 맛 탄산음료가 그날 따라 당기더라고요. 당분간 탄산은 자제하기로 했어요.

요실금을 겪은 임신부 사례 - 20대 후반 B씨

임신 중엔 참 짐이 많죠. 아이를 낳으면 외출하기 더 힘들어진다지만 임신 중에도 그건 마찬가지예요. 임신 중기에 요실금 증상이 생긴 뒤로 저는 어딜 가던 가장 먼저 화장실 위치를 체크하는 습관이 생겼어요. 가끔은 미리 검색해보기도 하고요. 화장실 위치를 모르는 곳에 가면 너무 불안하더라고요. 백화점이나 마트는 그나마 층마다 화장실이 있어서 괜찮은데, 큰 식당이나 영화관 같은 곳은 무조건 통로 좌석, 바깥쪽에 중간에 나가기 쉬운 곳으로 잡게 됐어요. 아마 더 시간이 지나면 영화관은커녕 집에서 넷***나 보겠죠.

특히 영화관은 영화 내용도 내용이지만 주변 사람들에게 민폐라는 생각에 화장실을 못 가겠더라고요. 나는 참다 참다 간 거라고 생각했는데, 옆 사람이 작게 "아~ 진짜, 저러려면 보지를 말던가" 하고 중얼거리는 걸 들으니 서러워지더라고요. 그 사람이라고 나쁜 뜻이 있어서 그랬다기보단 옆 사람이 자꾸 왔다 갔다 하니 집중이 안 돼서 그런 것일 테지만요. 무조건 이동하지 않는 것보단 되도록 화장실 위치를 파악해두고, 요실금 패드를 착용해서 간혹 오줌이 새도 문제 되지 않도록 조심하고 있어요. 임산부 거들도 괜찮고요.

요실금을 겪은 임신부 사례 - 30대 초반 C씨

원래 차로 이동하는 일이 잦았어요. 출퇴근도 자가용으로 했으니까요. 임신 후엔 이게 참 힘들더군요. 물론 대중교통을 이용하는 것보단 차로 다니는 게 훨씬 편해요. 특히 임신 초기엔 임산부석에 앉는 것도 눈치 보이고, 그렇다고 서서 가기엔 불안하고. 젊은 여자가 자리 양보할 줄 모른다고 입씨름하는 걸 생각만 해도 피곤해졌고요.

하지만 임신 중기를 지나 배가 많이 부르다 보니 운전하는 것도 힘들었어요. 이전엔 좁다고 생각해본 적 없는 운전석은 물론이고 조수석도 좁게 느껴지더군요. 운전해줄 남편이나 동생이 없으면 그냥 안 나가게 됐어요. 거기에 차에서 갑자기 화장실이 급해지는 경우도 많아서 더더욱 그랬고요. 저 혼자 운전할 때는 화장실이 급해지면 주위에 주차할 곳 먼저 찾아서 열심히 달렸는데, 남편이랑 다닐 때는 그것도 힘들어서 간이 화장실을 가지고 다닌 적도 있어요. 만일을 위해서 둔 건데 간이 화장실이 있는 것만으로도 심적으론 편해지지만 한편으로는 찝찝하기도 하고….

지금은 차를 타고 멀리 가는 것보단 되도록 집 근처를 산책하고 있어요. 집에만 있으면 또 화장실에 자꾸 가고 싶어지더라고요. 아마 한 곳에 오래 갇혀있으면 심리적으로 위축돼서 그랬던 것 같아요. 적당한 운동은 아이에게도 좋으니까, 걷는 게 즐거울 때 더 움직여보려 해요.

요실금을 겪은 임신부 사례 - 30대 후반 D씨

첫 번째 임신 때는 이런 일이 없어서 놀랐던 것이 사실입니다. 임신 전보다 화장실에 자주 가긴 했어도 오줌이 갑자기 샌 적은 없었거든요. 사실 첫째를 출산하고 1년 뒤에 자연 유산을 했어요. 그래서 그게 원인인 걸까, 하고 고민했는데 사실 유산 사실을 주위에 이야기하기도 그렇고, 병원에도 묻기 그래서 묻어두고 있었습니다. 유산 경험이 있어서인지 되도록 매사 조심하며 다니고 있어요. 이미 해본 일, 겪어본 일이라 이쯤엔 이렇게 되겠구나~ 하는 안정감은 있지만, 오히려 지금이 더 마음으론 불안한 것 같아요.

그래서일까요? 소변이 갑자기 마려울 때, 상황에 따라 되도록 참으려고 하지만 문득 '아~ 이게 아이에게 좋지 않은 영향을 끼치면 어쩌지?' 하고 걱정이 돼요. 마음이 다급해지죠. 다행히 오줌을 눌 때 통증이 있다거나 하진 않아요. 임산부 거들도 차고, 되도록 혼자 있지 않으려고 노력하고, 너무 우울한 생각은 하지 않으려고 하지만 종종 불안하더라고요. 혹시 아이를 낳을 때 원인이 되면 어쩌지? 감염이라도 되는 건 아니겠지? 하고요. 남들은 다 둘째는 그래도 편하게 낳았다던데. 수술할 정도는 아니라지만 그 '수술할 정도'가 어느 정도인지도 모르겠어요. 그리고 자궁과 요도가 가깝다던데 임신 중에 수술해도 되는 건지도 모르겠고요. 그저 조심하며 다니고 있죠. 지금은 임신 끝물이라 그렇게 불안하진 않지만요. 탈 없이 둘째와 만나고 싶은 마음뿐이에요.

임신 시기별 배뇨장애 증상

임신 중 나타나는 배뇨장애는 임신 시기에 따라 증상이 달라진다. 이는 시기에 따라 발생하는 원인이 다르기 때문이다.

임신 초기 3개월까지
자궁이 커지면서 자궁 앞의 방광을 압박하여 자주 소변을 보게 된다. 자궁이 더 커져 골반을 벗어나는 임신 중반기에는 자궁이 방광을 압박하여 생기는 증상은 사그라진다.

임신 중반기

아이가 자라남에 따라 무게가 늘어나는 것은 당연지사. 그렇다면 태아와 태반, 양수와 자궁의 무게를 지탱해주는 골반근육 역시 당연히 늘어나게 된다. 늘어나며 약해지는 건 골반근육뿐만 아니라 괄약근 역시 함께 약해지곤 하는데, 이러한 연유로 요실금이 발생하는 경우가 잦다.

임신 후반기

태아의 머리가 골반 내로 내려오면서(초기에 그러했듯) 자궁 앞에 위치한 방광을 누르게 된다. 임신 후반기에 유달리 소변을 자주 보게 되는 이유이다. 출산 후에는 출산 과정에서 분만 진통을 겪으며 약해진 회음부와 골반근육, 방광과 요도에 변화가 일어나 소변을 봐도 시원하지 않거나, 소변이 새는 등의 증상이 나타나게 된다. 산욕기가 지나면 이러한 증상이 없어지기는 하나 출산 과정에 따라 요실금이 계속 나타나는 경우도 있다. 예를 들어 진통 시간이 길었거나, 아이를 크게 낳았거나(3.7kg 이상인 경우) 등등.

Q. 제왕절개로 출산하면 요실금이 안 생긴다고 하던데, 저는 요실금 증상이 나타나요. 이거 심각한 것 아닌가요?

A. 제왕절개로 출산하면 요실금이 안 생긴다는 이야기, 많이들 들어 보았을 것이다. 결론부터 말하자면 안타깝게도 이는 반은 맞고 반은 틀리다. 분명 제왕절개로 출산할 경우 자연 분만보다 요실금이 발생할 확률이 줄어드는 것은 사실이다. 다만 임신 중 발생한 요실금일 수도 있고, 임신 중에는 발생하지 않았다고 해도 출산 중 앞서 말한 이유로 손상이 남아 요실금이 지속되는 경우도 있다. 또한 출산 시 자연분만을 진행하다 어려움이 있어 수술한 경우에는 골반 손상의 가능성이 더 커진다(=요실금에 걸릴 확률이 높아질 수 있다).

해외 연구 결과에 따르면 임신을 하지 않은 여성, 제왕 절개로 출산한 여성, 자연 분만으로 출산한 여성의 복압성 요실금 빈도는 각각 4.7%, 6.9%, 12.2%로 나타나 수술로 출산한 여성이 임신하지 않은 환자보다 더 높은 요실금 유병률을 보고하고 있다(Retreit emd, 2003).

또한 분만 방식은 산모가 원한다고 해서 선택할 수 있는 것이 아니며, 산모와 태아의 상태에 따라 달라진다. 제왕절개는 태아나 모체에 이상이 있을 때 반드시 선택해야 하는 분만 방법으로, 출산 시 자연 분만보다 고통이 적고 요실금과 같은 배뇨장애를 일으키는 '골반 이완증상'이 덜하다는 장점이 있다.

Q. 요실금 증상인 줄 알았는데 이게 요실금인지 파수인지 모르겠어요. 병원에 갔더니 양수가 샌 건 아니라고 하는데 오줌처럼 양이 많고 주룩 흘렀거든요. 냉이나 생리 같은 느낌도 들었고요. 심각한 걸까요?

A. 먼저 요실금과 파수를 구분하는 방법은 두 가지다. 첫째로, 우선 냄새를 맡아본다. 요실금이라면 소변 특유의 암모니아 냄새가 날 것이다. 다만 개인차나 몸 상태에 따라 냄새로 알아채기 어려운 경우도 있다.

두 번째, 나오는 소변을 멈추어 본다. 소변은 어느 정도 스스로 컨트롤 할 수 있지만, 파수는 참아보더라도 그치지 않고 줄줄 흘러나오는 경우가 있다. 파수인지 모르고 방치하면 세균 감염을 일으킬 위험이 있으니 주의해야 한다. 이러한 자가진단으로도 판별하기 어렵다면 가급적 반드시, 빠르게 진찰을 받는 것이 좋다.

Q. 임신, 출산에 따른 요실금 증상이 당연하다면 굳이 병원을 찾지 않아도 되는 것 아닌가요?

A. 임신 중, 혹은 출산 후에 나타나는 요실금은 대부분 경미한 수준이다. 갑작스러운 재채기로 복부에 힘이 들어가 오줌이 찔끔 새거나 크게 웃었을 때 새는 정도이다. 이처럼 심각한 수준이 아니라면 요실금이 발생한 상황을 파악하여 이런 상황을 피하거나, 괄약근을 수축하며 아래에 힘을 주는 등 자체적인 노력으로도 충분히 조절할 수 있다(물론 방광염이나 신우신염 같은 요로계 감염이 있는 경우도 이런 증세가 나타날 수 있기 때문에 되도록 증상이 있다면 검사를 받는 편이 좋긴 하다). 다만 경미한 증상이 아닌 경우에는 빠른 진단이 필요하다.

여기서 경미한 증상이 아닌 경우란, 경미한 요실금 외에 다른 증상이 동반되는 경우이다. 예로 요실금 증상만이 아니라 급성 방광염이 발생하여 소변을 보고 나서도 개운치 않은 잔뇨감이 느껴지거나, 소변을 볼 때 싸한 통증, 혹은 회음부에 바늘로 콕콕 찌르는 듯 따끔거리는 통증이 느껴지는 배뇨통 등이 나타날 수 있다. 이때는 반드시 전문의를 찾아 정밀한 진단을 받아야 한다. 임신 중에 병원 가는 것을 두려워하지 말자.

Q. 임신 중 요실금 치료를 받았는데 수술은 아니고 항생제를 투약받았어요. 아이에게 괜찮을까요?

  A. 임산부 환자에게는 항생제 중에서도 태아에게 해로울 가능성이 없는 것을 투약하며, 최대한 약한 것을 사용한다. 담당의와 충분히 상의했다면 걱정하지 않아도 되며, 배뇨장애가 출산에 영향을 끼칠 수 있으므로 되도록 치료하는 것이 좋다. 다만 항생제 사용 뒤에도 증상이 좋아지지 않으면 다른 약 사용을 고려할 수 있다. 증상이 심할 때는 항생제 내성 검사(항생제에 대한 내성 여부와 그 정도를 알아보는 검사)를 실시한 뒤, 1주일 후 결과가 나오면 그에 따라 치료 계획을 세운다.

5

임신 중 요실금 예방과 분만 후 관리

치료도 치료지만, 가장 중요한 건 병이 생기기 전에 먼저 예방하는 것이다. 임신 중 요실금 예방은 어떻게 하는 것이 좋을까?

임신 중 요실금 예방법

케겔운동

이미 앞서 요실금 치료를 위해 여러 번 언급했던 케겔운동은 임산부에게도 추천되는 운동 중 하나이다. 요도 근육, 질 근육, 항문 근육을 의식하고 각각 5초 동안 멈추고, 5초 동안 푸는 것을 반복해보자. 익숙해지면 5초에서 10초로 유지 시간을 늘린다. 질 근육을 의식하는 것이 처음에는 어려울지도 모른다. 그러나 지속적인 운동으로 골반저근이 단련되면 점점 의식하기 쉬워진다. 입덧, 웃을 때, 기침할 때 등 요실금 증상이 나타날 만한 상황에서 골반근육을 조여주자. 케겔운동의 좋은 점은 요실금 개선은 물론 근육을 움직이는 것으로 냉기 해소도 되며, 단련된 골반저근이 힘 빼는 것에도 익숙해지게 되어 부드러운 출산에 도움이 된다. 골반저근은 무리하지 않는 선에서 일찍 단련할수록 좋다. 단, 운동 시 배에 너무 힘이 들어가지 않도록 주의한다.

바른 자세

옆으로 앉는 자세, 쪼그리고 앉는 자세는 골반을 휘게 한다. 쉬고 있을 때도 바른 자세를 신경 써서 유지하자. 책상다리는 올바른 자세를 유지하기 쉬운 방법의 하나다. 가볍게 턱을 당기고, 허리를 똑바로 세우도록 의식하는 것이 포인트이다. 이렇게 자세를 잡다 보면 자연스럽게 골반저근에 힘이 들어가게 된다.

골반 벨트

요즘 시중에는 임산부도 사용할 수 있는 다양한 골반 제품이 판매되고 있다. 임신 초기부터 출산 후에도 쓸 수 있는 것까지 다양하므로, 골반저근 훈련에 도움이 될 수 있도록 배에 힘이 들어가지 않는 올바른 착용법을 배워 사용하는 것이 중요하다.

요실금 패드

임신 중 산모의 기분이 오르락내리락하는 건 이상한 일도 아니지만, 요실금이 신경 쓰여 기분이 우울하다면 어떻게 하는 게 좋을까?

사람이 항상 기분 좋을 수만은 없지만, 요실금 증상이 신경 쓰여 우울하다면 요실금 패드를 사용해보자. 근처에 화장실이 없어서 불안하고 초조해지거나, 회사 생활에서 화장실 때문에 힘든 것이 한결 가실 것이다. 부지런히 교환하며 청결도 유지하고, 요실금에 대한 불안도 한결 줄여보자. 임신은 여성의 심리상태에 다양한 영향을 끼치게 된다. 되도록 우울하거나 불안감을 줄 수 있는 요소를 줄이는 것이 좋다.

'방광을 자극하는' 음료 섭취 자제

커피나 탄산음료같이 방광을 자극할 수 있는 음료 섭취를 자제하는 것 또한 요실금 예방과 완화에 도움이 된다. 단, 소변이 새기 쉽다고 하여 수분을 무조건 피하는 것은 좋지 않다. 임신 중에는 산모가 아기에게 혈액을 계속 보내므로 탈수 증상이 오기 쉽기 때문이다. 배뇨습관 때문에 음수량 조절이 필요하다면 반드시 평소 음수량을 잘 가늠하여 의사와 상담 후에 조절하도록 하자.

Q. 요실금 치료용 띠, 임산부가 사용해도 괜찮은가요?

A. 요실금 치료를 위해 수술에 사용되는 요실금 치료용 띠는 임산부와 요로감염 환자에게는 사용해선 안 된다.

요실금 치료용 띠는 요실금 치료를 위해 중부 요도를 끌어올리는 줄과 메쉬 등으로 구성되며 인체에 삽입해 사용한다.

요실금 치료를 위해 수술에 사용하는 요실금 치료용 띠의 경우 의료진들은 임산부, 요로감염이 있는 환자에게 사용해선 안 되며 수술한 환자는 수술 후 무거운 것을 들거나 사이클링, 수영 등 다리를 심하게 움직이는 운동을 해서는 안 된다.

분만 후 관리

임신 전, 후에 되도록 요실금을 예방하고 관리한다면 출산 후에는 어떨까?

임신, 출산 과정에서 요실금이 생기기 쉬운 만큼 정상적이지 않은 반응이 보인다면 참지 말고 의료진에게 말하여 조처를 해야 한다. 의사나 간호사는 진통 중 분만, 수술 후에는 방광 기능이 정상적으로 유지되는지를 살핀다.

수술 후에는 몸을 움직이기 힘들고, 방광 기능 장애가 잘 생기기 때문에 소변줄을 끼워 하루에서 이틀 정도 두는 경우가 많다. 보통 그사이에 방광 기능이 회복되는 편이나, 드물게 일부는 회복되지 않아 소변을 제대로 보지 못하는 경우도 왕왕 발생한다. 처음에는 소변을 잘 봤지만 시간이 지나면서 다시 소변을 잘 보지 못하고 방광 기능 장애가 생기는 사람도 있으니 주의해야 한다.

즉, 수술 후 소변줄을 뺀 후나 분만 후에는 소변이 마렵지 않아도 6시간이 지나면 소변이 차지 않았는지를 잘 확인해야 한다. 더불어 소변을 본 뒤에 시원한지, 자주 보는지 등을 확인하고 이상 증상이 있다면 잔뇨량 검사를 통해 정상인지 확인해야 한다. 내버려둘 시 방광 기능 장애가 계속되거나 심해져 방광염이 생길 위험이 커지기 때문이다.

보통 출산 후 4~6주 후엔 자궁이 제자리를 찾아가며 요실금 증상이 완화된다. 그러나 이후로도 요실금이 심하다면 병원 진료가 필요하다. 골반근육 운동으로 개선 가능한 정도인지, 혹은 중증인지를 점검하여 치료방향을 결정해야 한다. 약한 증상이야 출산 후에 완화되지만 보통 요실금은 저절로 낫는 증상이 아닐뿐더러 요실금이 계속되면 심리적으로 위축되기 쉽기 때문이다. 심리적인 이유 외에도 요실금을 방치할 시 요로감염과 같은 세균 감염도 무시할 수 없고, 위생적으로도 문제가 되므로 적극적으로 대처해야 한다.

이제 여성 요실금과 작별하세요.

직장 여성들이 여름 휴가 중에 받고 싶어 하는 수술 중 하나가 요실금 치료다. 요실금은 중년 이후 여성들이 주로 겪는 질환이라 알고 있지만, 요즘은 어떤 연령층에서도 안심할 수 없다.

빠르고 확실한 요실금 개선 효과를 보고 싶다면 요실금 TOT 시술 등이 도움된다. 가벼운 요실금을 동반한 질이완증에는 레이저 질 축소수술을, 출산 등으로 근육 손상을 입은 여성에게는 근육 복원술 등을 시행할 수 있다. 요실금 치료법은 수술만 가능한 것이 아니고 약물치료, 운동치료, 행동치료 및 전자극치료 등이 있다. 이는 환자의 상태에 맞게 처방을 받아야 한다.

제대로 된 요실금 수술과 치료를 받기 위해서는 시술 경험이 많은 곳에서, 적합한 검사를 받고, 환자의 근육 상태와 점막 상태, 전체적인 모양과 크기, 현재 건강상태 등을 고려해 종합적 진단이 이뤄지는 곳을 찾아야 한다. 미리 자신의 건강상태를 체크해보고, 문제가 느껴진다면 빠르게 내원하여 요실금을 해결하자.

4장

이제 여성 요실금과는 작별하세요!

1 수술로 해결해요! – TOT/미니슬링/이중복합슬링 공법

2 수술 외 치료법은 없나요?
– ExMI(체외 자기장 신경치료기) 및 치료방법

3 최적의 치료법을 찾는다 – 요역동학검사란?

4 요실금 자가진단과 예방법, 관리법

5 요실금 환자를 간병하는 방법

1

수술로 해결해요!
- TOT/미니슬링/이중복합슬링 공법

사회의 고도화와 여성의 적극적인 사회 진출, 그리고 100세 시대가 오면서 여성 요실금에 대한 관심도 증가하고 있다. 무엇보다 최근에는 40대~50대 요실금에서 나아가 좀 더 젊은 연령대인 20~30대 요실금까지 점점 발생률이 높아지고 있다. 아마도 30대 출산율이 높아지면서 생겨나는 특징이 아닐까 추측한다. 그 이상이라고 해서 예외도 아니다. 60대 이상 여성 발병률은 어떨까? 물으나 마나 어김없이 높아져 왔고 현재도 점차 증가하는 추세다.

요실금은 꾸준한 관심과 치료가 필요하다.

요실금은 우울증까지 동반하는 질환이다. 이를 치료하지 않을 경우 직장생활, 대중교통 이용, 기타 사회생활 등에 지장이 생긴다. 발병 원인은 요실금 종류에 따라 다르지만 공통적으로 골반하부구조를 지탱해주는 근기능이 저하되면서 요도 주변 근육의 탄력이 약해지기 때문에 나타난다. 출산, 노화 등 여성의 골반하부구조물을 전체적으로 약화시키는 요인이 생기면 요실금으로 이어지기 쉽다.

　요실금을 해결하기 위해서는 어떻게 해야 할까?

　근치적인 치료를 위해서는 여성 비뇨기과 전문 병원에서 증상과 원인을 정확히 파악하여 치료방법을 결정해야 한다. 개인에게 가장 적합한 치료법을 알기 위해서는 각자에게 맞는 처방이 필요하기 때문이다. 요실금이라고 해서 무조건 수술을 추천하지는 않는 이유다. 이 차이를 무시하고 무조건 수술을 하면 오히려 역효과가 날 수 있다.

　상황에 따라서는 수술이 필요한 사례도 당연히 있다. 물론 요실금에 대한 정확한 진단과 검사를 전제로 한다. 이번 글에서는 요실금 수술로 가장 익숙한 이름인 TOT 공법, 미니슬링 공법, 이중복합슬링 공법에 대해 알아보겠다.

요실금 수술 진단 과정

　요실금 치료는 의료진의 정확한 진단하에 진행되어야 한다. 치료 또는 수술을 결심했다면 의료진과 충분한 상담을 거쳐 부작용 여부와 치료 및 수술 방식에 대해 숙지해야 한다. 그렇다고 부작용을 너무 걱정할 필요는 없다. 간혹 요실금 수술을 결정했다가 부작용이나 재발을 우려해 치료를 포기하는 경우도 있다. 그러나 최근 기술과 장비가 고도로 발달되어, 전문의만 잘 만난다면 재발이나 부작용 확률을 최소화할 수 있다.

수술이 필요한 상황이라는 전제하에, 증상을 개선할 수 있는 방법이 있는데, 차일피일 미루기만 하는 것은 15분이면 해결할 수 있는 일을 평생에 걸쳐서 고통받는 것이나 다름없는 일이다. 시술은 여성병원에서 다양하게 시행되고 있으니, 징후가 나타났을 때 빠르게 의료기관에 방문하기를 바란다.

증상	특징	치료
복압성 요실금 갑작스럽게 복압이 증가할 때 방관 수축 없이 소변이 누출	요실금 환자 중 70%~80% 골반근육의 약화로 요도와 방광 지지 불가. **복압이 상승 예시** - 재채기, 웃을 때, 운동 혹은 기침을 할 때.	TOT수술 / 미니슬링수술
절박성 요실금 소변이 마려운 순간 갑작스럽게 소변 누출	요실금 환자 중 20%~30% 방광의 과민반응, 비정상적 방광 수축. **특이사항** - 빨리 화장실에 가지 않으면 속옷을 적시거나 새게 됨.	약물치료
혼합성 요실금 절박성 요실금과 복압성 요실금 증상이 함께 존재	복압성 요실금 환자의 약 30% 해당.	수술과 약물치료 동시

복압성 요실금은 조기 수술로 높은 호전률을 보이고, 절박성 요실금은 방광근육의 긴장을 풀어주는 약물요법과 소변시간을 스스로 늘려가는 행동요법을 적용하는 것이 일반적이다. 그러나 만일 절박성 요실금의 비수술적 치료가 효과 없다면, 수술을 고려할 수도 있다. 요실금 수술은 정말 마지막 방법이라고 생각하면 된다. 증상이 심하거나 다른 치료법이 큰 효과 없고, 치료 후 증상이 재발하면 수술을 생각해야 한다.

요실금 환자의 상태를 정확히 파악하는 '맞춤형 치료'가 중요하기 때문에 행동치료, 전기자극치료, 약물치료, 케겔운동 등 비수술적 치료와 수술적 치료 면에서 체계적인 치료 계획을 세울 수 있는 곳을 방문하는 것이 유리하다. 요실금을 정확히 진단하기 위해서는 소변· 혈액검사, 병력문진, 방광과 요도 기능을 확인하는 요역동학검사, 회음부·방광초음파 검사를 받아야 한다. 환자 상태에 따라 요속 검사, 패드검사, Q-tip 검사를 시행하기도 한다.

TOT 슬링 공법

슬링 공법이 무엇인지에 대해 설명하는 것이 우선일 듯싶다.

슬링 수술은 복압성 요실금을 치료하는 데 정석적인 방법이라고 할 수 있다. 요도에는 현수인대가 있는데, 이 인대가 소변이 새는 것을 막아주는 역할을 한다. 복압성 요실금은 현수인대가 늘어나면서 생기는 것으로, 이 구조물을 요도 아래 만들어주어서 영구 치료를 목적으로 하는 수술이다.

사진은 사파이어(safyre)라는 장비다. 이 장비는 폴리프로필렌 메쉬와 실리콘 컬럼을 이어 후크 가이드 핸들로 만든 것이다. 폴리프로필렌 메쉬는 요도 아래로 들어가서 요도 현수인대 역할을 하고, 요도 아랫부분을 부드럽게 지지한다. 쉽게 말해 요실금 테이프를 말한다. 요도 하단을 부드럽게 지지하여 불편함이 없고, 세월이 지날수록 더욱 주변 조직에 융화된다. 실리콘 성분으로 인체에도 무해하다.

TOT 슬링 공법의 장점

가장 빠른 시간에 가장 좋은 효과를 내는 방법이라고 할 수 있다. 최근에는 특히나 간편한 수술법들이 많이 개발되고 있는 분야이기도 하다. 덕분에 부작용 없이 효과적으로 요실금을 쉽게 치료할 수 있다. 최근에 가장 많이 사용되는 방법이며 TVT와 TOT 공법, 이렇게 흔히 두 가지로 나누어 부른다.

TVT 공법과 TOT 공법, 어떤 수술이 더 좋을까?

두 수술을 2세대와 3세대로 나눈다. 1세대 슬링 수술은 지금은 잘 시행하지 않는데, 개복술이라고 부르며, 말 그대로 복부와 질을 절개하고 방광과 요도 사이에 슬링을 삽입한다. 수술 시간이 40분 정도 소요되고 개복 부작용이나 배뇨장애 등의 합병증 위험이 있었다. 그러나 TVT공법과 TOT공법이 개발되며 슬링 공법은 획기적으로 개선되었다.

TVT 공법과 TOT 공법	
TVT 공법	중부요도가 요자제에 중요한 역할을 한다는 Integral theory에 기초하여 개발된 수술법이다. 중부요도에 넓이가 1.5cm인 메쉬를 걸어준다. TVT 수술법이 개발되면서 획기적으로 수술시간이 단축되고 입원을 하지 않게 되었으며 환자의 합병증도 급격히 감소되었다.
TOT 공법	TVT 수술이 등장하면서 과거의 수술의 부작용을 획기적으로 줄인 것이 사실이다. 그러나 TVT 가이드가 배 쪽으로 나오면서 방광천자의 부작용까지 없애지는 못했다는 아쉬움이 있었다. TOT 슬링은 이러한 수술에서 발생할 수 있는 합병증을 줄이기 위해 폐쇄공으로 테이프를 통과시킨다. 최근에는 이러한 이유로 TOT 슬링 수술이 가장 많이 시술되고 있다.

이들 수술은 기존 수술과는 달리 요도를 압박하지 않기 때문에 이물감이나 불편감이 전혀 없다. 중부요도에 가볍게 테이프를 걸어준다고 생각하면 이해하기 쉽다. 이 수술이 개발되면서 기존 수술법에 비해서 획기적으로 수술시간이 단축되어 대략 15~40분이면 누구나 요실금에서 해방될 수 있다.

두 수술은 수술의 간편함과 부작용의 차이만 있는 것은 아니다. 두 공법은 수술의 원리적인 면에서 차이가 있다. 사진을 자세히 보면 TVT 슬링은 빨간색의

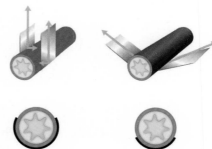

치골요도인대 역할을 한다. 이는 아래 요도를 직접적으로 조이는 해부학적 위치를 가지고 있기 때문에 요실금은 개선되지만, 일반적인 소변을 보는 데는 불편감을 일으킬 수 있다. 그러나 TOT 슬링은 좀 더 옆으로 지지하고 있기 때문에 요도 자체를 압박하지 않는다. 이 부위는 요도골반인대의 역할을 하는 슬링의 위치로, 요실금은 개선시키면서 부작용을 거의 없앤 형태다. 덕분에 환자의 합병증이 급격히 감소했다. 특히 TOT는 복부가 아니라 폐쇄공(obturator foramen)으로 테이프를 통과시키기 때문에, 해부학적으로 신경과 혈관을 건드리지 않는다.

TOT 슬링 공법의 수술 과정

입구를 통해 요도 아래로 질점막을 절개한다. TOT 가이드를 대음순 부위를 통해 골반 폐쇄공을 통과시킨다. 이 방법을 통해 방광 손상을 줄일 수 있다. 그리고 TOT 가이드를 절개한 요도 아래 부위로 나오게 한다.

가이드에 실리콘 컬럼을 걸어준다. 이 컬럼은 가이드를 바깥으로 빼내면서 함께 걸리게 된다. 가이드는 마치 실을 바늘에 걸어서 바깥으로 빼내주는 역할을 하게 되고, 폴리프로필렌 메쉬는 요도 아래로 놓이게 된다.

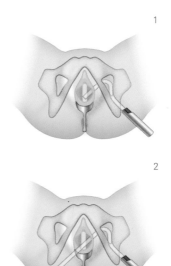

1

2

반대편 쪽도 똑같은 방법으로 걸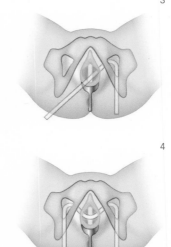
어주고 실리콘 컬럼을 가위로 자른
다. 끝으로 요도 아래 절개 부위를
녹는 실로 간단히 봉합하면 수술이
완료된다. 실리콘 컬럼은 살 속에서
메쉬를 잡아주는 지지대 역할을 하
고 어떠한 압력에도 빠지거나 위치가
이동되지 않기 때문에 수술결과는 반
영구적으로 유지가 된다.

미니슬링 공법

요실금의 증상은 앞에서 확인했듯이 다양하고 그에 맞는 치료법 또
한 다양하다. 보통 복압성 요실금의 경우 TOT 시술을 권하지만, 요실금
증상이 심각하지 않다면, 미니슬링 또한 고려해볼 만하다. 미니슬링은
TOT 공법과 더불어 공인된 확실한 요실금 치료법 중 하나에 속한다.

이제 요실금 수술에서는 배뇨 곤란, 방광 천공 등의 부작용도 거의
없다고 보는 것이 정설이다. 가장 많이 받는 수술이 TOT 공법과 미니
슬링 공법인데, 실제로 두 공법은 그 효과가 공고히 검증되었기 때문이
다. 미니슬링은 한 단계 더 발전한 4세대 공법이라고 볼 수 있으며, 10

분 정도 짧은 시간에 수술이 가능하다.

미니슬링 공법의 특징

TOT 공법과 마찬가지로, 중부요도에 특수 테이프를 살짝 걸어주는 수술이기 때문에 입원할 필요가 없다. TOT 수술과 가장 큰 차이가 있다면 최소침습으로 피부절개가 없다는 점이다. 질 부위만 살짝 절개하여 테이프가 골반 뼈를 지나게 하여 요도를 나오게 하는 방법으로 지지물을 만들어준다. 따라서 수술 이후에도 통증이 거의 없어 국소마취만으로 시술이 가능하다. 이에 따라 수술 시간도 대폭 짧아지고 흉터도 거의 보이지 않는다.

이처럼 간편한 시술이지만 하나 단점이 있다. 복압성 요실금과 같이 심한 요실금이라면 테이프가 빠질 수 있어 적합하지 않다는 점이다. 재발 위험이 있기 때문이다. 따라서 환자가 받고 싶다고 해서 고를 수 있는 것이 아니고, 정확한 검사와 진단으로 증상의 경중에 따라 시술 여부가 결정된다.

	mini-sling 수술	TOT 수술
수술경로	질전벽	질전벽+대퇴부
수술재료	polypropylene mesh	polypropylene mesh
수술시간	10분 전후	15분 전후
마취방법	국소마취	국소 혹은 하부마취
입원	입원 무	입원 무
합병증	거의없음	거의없음

이중복합슬링 공법

간단히 정리해서, TOT 공법이나 미니슬링 모두 처진 요도관을 물리적으로 받쳐주는 수술이다. 요도관의 위치가 즉각적으로 교정되기 때문에 환자들 역시 수술 직후 만족도가 높다. 그러나 요실금의 원인이 단순히 요도관의 처짐 현상이 아닌 경우도 있다. 요도 방광 관련 근기능의 약화, 골반 하부 구조물의 전반근(골반바닥근)의 기능이 약화된 경우다.

보통 연령층이 높을수록 근육의 탄력도가 떨어지는 것이 당연하다. 그러한 이유로 나이가 있는 요실금 환자들은 요도방광후면근육과 질전

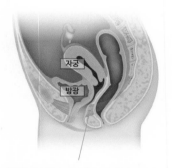

골반하부구조물을 전반적으로 지지하는 골반 바닥근

벽근육의 탄력도가 떨어지면서 요실금 증상이 재발하기도 한다. 복압성 요실금이 심각해지는 것은 주변 근기능의 약화가 원인인 경우가 많다. 만약 그다지 심각한 요실금이 아니라는 판단하에 미니슬링 수술을 받은 경우에는 시간이 지나고 근육 탄력도가 떨어지면서 테이프가 빠질 가능성이 있다. 미니슬링 공법의 수술 속도가 빠르고 환자의 몸에 안전한 만큼, 재발률을 감수해야 한다는 이야기이기도 하다. 미니슬링은 대략 50~75%의 재발률을 보이는 것이 특징이다.

정리하면, 요도관 처짐이 요실금의 원인이 아니거나, 요도 및 방광 관련 근기능 저하로 인해 복압성 요실금이 심각해진 상태라면, 당연히 주변 근기능 보강이 함께 이루어져야 한다. 따라서 시술 과정에서는 테이프 시술과 함께 방광요도근육교정, 질전벽근육교정이 이중으로 이루어진다. 이 시술이 바로 부작용과 재발을 낮춘 이중복합슬링방식이다.

재발 시술로 가장 효과적인 수술

재발로 인해 병원을 방문하시는 환자들을 보면, 대다수가 간편하다는 이유로 증상에 적합하지 않은 방식으로 시술을 받아서 테이프가 느슨해지는 경우가 있다. 또한 요도, 방광근육 강화가 함께 이루어져야 하는데 단순히 테이프만 걸어서 효과를 못 본 경우들도 있다. 이중복합슬링은 실생활에서 다양하게 생겨날 수 있는 압력을 고려한다. 또한 미세 장력을 조절하여 방광의 늘어짐, 요도 방광 후면 근육, 질 전벽 근육 등을 조정할 수 있다. 따라서 요도 방광 전면 조직 강화에 도움이 된다.

장력조절과 위치 조절이 이중복합슬링의 관건

당연한 이야기이지만, 환자마다 그 원인과 근육의 보강 정도가 달라야 하기 때문에, 개인별 증상에 따라 테이프를 선별하고 필요한 사항을 꼼꼼히 챙겨야 하는 것이 필수적이다. 근육보강과 함께 숙련된 장력조절 기술과 방광 전면조직과 방광 뒤쪽 근육을 튼튼하게 시술하여 장력조절로 인한 부작용이 없게 해야 하므로, 수술자의 임상 경험과 실력이 관건이다.

장력조절이 잘못될 경우, 소변을 볼 때 통증 부작용을 겪을 수도 있고 운동이나 기타 생활 충격으로 소변이 다시 새는 재발을 겪는 경우도 있기 때문이다. 고도의 기술력으로 다양한 변수를 고려하여 조절할 수 있다면, 통증 없이 편안하게 소변을 볼 수 있으며, 소변을 오래 참거나 격렬한 활동 등의 강한 압력에도 탄력적 대응이 가능하게 된다. 장력조절만큼 미세한 위치 조절도 중요하다. 방광손상이나 질벽손상 등 부작용을 사전에 막을 수 있으려면 안전한 위치에 정교하게 설치되어야 한다.

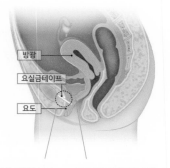

방광전면조직 강화시술　　요도방광후면근육 &
(치골요도인대 및 요도골반인대)　　질전벽근육 교정

	미니슬링	이중복합슬링
효과	테이프의 장력이 요도 처짐 교정	테이프의 장력이 요도 처짐 교정 + 요도 방광 후면 근육 보강 및 질전벽 근육교정 (=질수축 효과)
수술 시간	10~15분	25~30분
퇴원	당일 퇴원	당일 퇴원
흉터	없음	없음
적합도	약한 요실금	중증의 복압성 요실금
재발률	높은 편	없음

　요실금은 반드시 수술을 필요로 하는 병증은 아니다. 대개는 증상이 더 이상 악화되지 않도록 골반근육과 괄약근 힘 조절을 강화해주는 케겔운동을 실천하기도 한다. 하지만 증상이 악화되고 일상생활이 힘들거나 요실금 디펜더 착용에도 불편을 겪고 있다면 전문 의료기관을 찾아 정확한 검진을 받는 것이 우선이다.

　일반적으로 여성 요실금은 크게 절박성, 혼합성, 복압성으로 구분된다. 여기서 복압성 요실금이 주로 수술이 필요한 사례에 해당하는데,

증상이 심하다면 전문가와의 상담을 통해 요실금 치료 진행 여부를 파악해야 한다. 여성 요실금 치료는 방광, 요도 등 민감한 부위를 대상으로 진행되기 때문에 개인의 증상과 신체 상태에 따른 적합한 방법을 선택하는 것이 최우선이고, 담당 의료진의 임상·수술 경험, 숙련도, 위생관리, 안전성, 사후관리 등을 꼼꼼히 확인하는 것도 필수적이다.

최근에는 부작용이나 재발 위험을 최소화한 다양한 수술이 개발되고 있다. 필자 역시 환자들이 안심하고 치료를 받을 수 있도록 돕는 것을 사명으로 생각하며, 장비 및 기술의 혁신에 노력을 기울이고 있다. 요실금 수술이 필요하다는 판단이 들면, 이제 주저 말고 병원을 방문하도록 하자.

2

수술 외 치료법은 없나요?
- ExMI(체외 자기장 신경치료기) 및 치료방법

"요실금 수술, 저는 왜 받지 못하나요?"

종종 환자들은 수술을 하면 해결될 것이라는 기대감을 안고 왔다가, 수술로 해결될 문제가 아니라거나, 수술은 최후의 수단이라는 말에 낙담한 이들이 하는 질문이다. 물론 고령의 환자이거나 환자 건강상의 문제, 혹은 지병 탓에 수술이 어렵거나, 수술을 할 수 없는 경우도 있다.

앞서 수술이 필요한 요실금은 대부분 복압성 요실금이라고 하였다. 그렇다면 절박성, 혼합성, 일과성 요실금은 어떤 치료를 받을 수 있을까? 수술 외에도 다른 치료방법이 있는 것일까? 당연히, 있다.

과민성 요실금은 어떻게 치료할 수 있을까?

과민성 요실금은 성별에 상관없이 모든 연령층에서 일어날 수 있다. 그러나 나이가 많을수록, 또 남성보다는 여성일수록 그 발생빈도가 높아진다. 복압성 요실금 다음으로 빈번한 절박성 요실금은 '과민성방광'이 원인이다. 과민성방광은 글자 그대로 방광이 너무 예민한 상태다. 그래서 본인의 의사와는 상관없이 방광배뇨근의 수축으로 도착하기도 전에 일을 보는 절박성 요실금까지 겪고 나서야 병원을 찾는 편이다. 하지만 의사 입장에서는 무턱대고 수술을 할 수는 없는 일이다. 절박성 요실금은 복압성 요실금처럼 골반하부 구조물이 제 기능을 하지 못하는 것이 아니기 때문이다.

과민성방광의 원인

과민성방광의 근본적인 원인은 뇌, 척수 등 신경계 질환이나 손상, 골반강내 수술, 출산 등에 따른 신경 손상이나 약화 등을 들 수 있다. 그 외에도 요도협착 등 출구 폐색, 방광 등 주위 장기의 염증, 방광이나 하부 요관의 요석 등도 원인이 된다. 심리적으로 안정되지 못한 상태에 있거나 우울증 등이 있는 경우도 있다. 이상적인 치료는 근본적인 원인을 제거하는 것이다. 그러나 몇 가지 일부 질환을 제외하고는 신경손상 또는 심인적 요인인 경우가 다수다. 따라서 방광의 수축을 억제하거나, 감각을 둔화시키거나, 방광용적을 증대시키는, 즉 방광을 안정시키는 여러 방법을 선택하게 된다.

수술을 제외한 다양한 요실금 치료방법

케겔운동법이나 방광 훈련은 익숙할 것이다. 10초간 골반근육, 항문과 질을 조였다가 10초간 풀어주는 운동을 반복하는 케겔운동법은 이제 우리에게 익숙하다. 또한 소변을 잘 참지 못하는 아이들에게 소변을 참는 노력을 습관화하여 배뇨 간격을 점차 늘여 나가는 방광 훈련도 아이 엄마라면 익숙할 만하다. 이러한 운동 요법과 행동치료도 절박 요실금 치료에 이용되고 있다.

여기서 골반근육 운동을 좀 더 효과적으로 하기 위하여 ExMi(체외 자기장 신경치료기)를 활용할 수 있다. 또한 질콘과 바이오피드백 치료, 전기 신경자극 등 기구나 장비를 보조적으로 쓰기도 한다.

방광 훈련, 행동치료는 경미한 증상의 치료에 효과적이다. 그러나 회복이 미진하다면 약물치료와 병행하여 사용될 수 있다. 가장 기본적이고 보편적인 방법이 약물치료다. 효과적인 약물치료이지만 사용될 수 있는 환자의 제한이 있고 부작용도 있을 수 있다. 다행히도 최근에 개발된 약물치료는 부작용이 적으면서도 효과적이어서 과민성방광의 치료에 기본이 되며 가장 흔히 사용된다.

비수술적 요실금 치료법	
ExMI (체외 자기장 신경치료기)	안락의자에 편안히 앉아 진행. 치료가 편안하며 치료 효과가 탁월. ① 치료시 옷을 벗지 않음. ② 몸속에 기구를 삽입하지 않음. ③ 복부, 다리 등 어떠한 전극도 붙이지 않음.

회음 근육 강화술 **(케겔운동법)**	회음부 근육을 강화하는 운동 ① 5~10초간 회음 근육을 꽉 조인다. ② 가볍게 같은 시간만큼 힘을 풀어준다. ③ 다시 죄는 몇 차례 운동 반복.
방광 훈련 **(행동치료)**	증상 전에 미리 배뇨를 하는 행동치료. ① 사전에 스케줄을 짠다. ② 배뇨 후 일지를 기록한다. ③ 지켜진 정도에 따라 시간을 조절한다. ④ 조절이 잘되지 않으면 간격을 줄인다. ⑤ 조절이 잘 되면 배뇨 간격을 늘인다.
전기자극법	질이나 항문 주위 골반 부위를 전기자극. 척수와 대뇌 반사→ 불필요한 방광 수축을 억제. 절박성과 긴장성 요실금 모두에 효과적.
약물치료법	교감 신경 작용제를 이용. 골반근육을 튼튼하게 하는 약물이나, 방광 근육의 수축력을 높여주는 약물 이용.

정리하면, 요실금은 높은 빈도와 환자의 불편함 등으로 일찍부터 다양한 치료법이 개발되었는데, 수술적 방법과 해부학적 골반저근을 강화시키는 비수술적인 방법이 사용되고 있다. 우리가 살펴볼 비수술적 치료 방법에는 ExMI(체외 자기장 신경치료기), 회음 근육 강화술(케겔운동법), 방광 훈련(행동치료), 바이오피드백 치료, 전기자극법, 약물치료법 등이 있다. 각 치료법을 하나씩 살펴보면서, 일상생활과 사회적 활동을 위축시키는 요실금을 해결해나가도록 하자.

훌륭한 전기자극 치료의 대체제

요실금 수술 치료는 현재 상당히 높은 성공률을 보이는 추세에 있다. 그럼에도 불구하고 수술을 받지 못하는 환자들도 있다. 수술 자체에 대한 두려움과 수술 후 합병증 등으로 수술을 기피하기도 하고, 신체적 여건으로 수술을 할 수 없는 환자 역시 있다. 이럴 때는 여러 가지 비수술적인 방법들이 이용되는데 대표적인 치료법이 골반저근운동, 바이오피드백, 전기자극법 등이다.

특히 효과가 좋은 것은 전기자극치료다. 직접 골반저근을 자극하거나 음부 신경에 자극을 주기 때문에 요도 폐쇄압을 상승시키는 데에 굉장히 탁월하다. 성공률은 치료자에 따라 60~90% 정도로 보고되고 있다. 그러나 단점이 있다. 자극의 침습성 문제다. 항문이나 질에 기구가 삽입되는데, 환자에 따라서는 통증이나 염증을 유발할 수 있다. 또한 적절한 치료를 위해서는 숙련된 시술자가 필요하고, 환자 또한 거부감 없는 순응도가 필수적이어서, 전기자극법은 신중을 기해야 한다.

ExMI의 원리

이러한 문제점을 보완하고자 도입한 치료법이 ExMI이다. 자기장을 이용하면 중추와 말초 신경계를 침습 없이 자극할 수 있다는 것이 발견된 것은 얼마 되지 않은 일이다. 이러한 원리와 기술의 발전에 힘입어 만들어진 것이 체외 자기장 신경치료다.

ExMI는 자기장의 변화에 따라 전기 에너지를 만들어낸다. 그리고 골반 내 신경조직을 자극한다. 이 자극이 골반저근의 수축을 유도한다. 그리고 요도 폐쇄압이 증가하게 된다. 결국 체내에 어떠한 이물감 없이 전기자극치료와 동일한 효과를 거둘 수 있다.

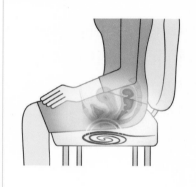

자기장 자극 전달 과정

- 신경섬유를 탈분극화
- 신경 전달체계에 신경전도 유도
- 탈분극화가 근섬유에 도달
- 운동신경의 말단에 도달
- 근수축 유발
- 구심성 감각신경섬유와 자율신경섬유에
  도 탈분극화 유발
- 국소 조직의 혈류와 기타 인자조절

치료 효과는 어떨가?

골반저근에 대한 ExMI 치료 효과는 매우 긍정적이다. 반복적으로 운동신경섬유를 자극하면 근육이 수축되면서 근육의 강도와 지속력이 향상된다. ExMI는 운동신경섬유의 질을 변화시킨다. 운동신경섬유는 골반저근과 괄약근의 긴장도에 영향을 미치기 때문에 요실금 환자들에게는 매우 중요한 근육이다. 요실금 환자를 대상으로 6주간의

ExMI 치료 후 골반저근운동을 시켜 소변 누출 횟수 감소를 조사한 결과, 골반저근운동을 꾸준히 시행한 환자는 24개월 후까지 소변 누출 횟수 감소가 유지되었다. 따라서 약물 복용이나 수술적 처치를 할 수 없다면 ExMI를 실시하고 골반저근운동을 꾸준히 시행하여 큰 효과를 얻을 수 있다.

ExMI의 장점

ExMI는 신경학 영역에서 특히 다양하게 사용되고 있다. 특히 환자들에게 있어 불편하고, 거부감을 느낄 수 있는 전기자극 치료를 대체할 치료법으로 떠오르고 있다. 전극이 필요하지 않으므로 질과 항문 등에 전극을 삽입할 필요가 없고, 옷을 입은 상태로 치료를 할 수 있으며, 치료 시 불편함이 전혀 없다. 그리고 자기장은 피부, 피하지방 그리고 뼈 등의 저항을 거의 받지 않으므로 골반의 깊은 부위의 신경조직까지도 효과를 볼 수 있어서 환자들에게 상당히 환영받는 치료법이다.

회음 근육 강화술(케겔운동법)

앞서 ExMI와 병행하면 더욱 좋다고 한 골반저근운동이 바로 케겔운동이다. 출산과 노화 등으로 처진 골반근육을 강화하여 방광과 요

---

* 복압성요실금에서 체외자기장치료와 골반저근운동의 병용요법: 2년 추적 결과, 대한비뇨기과학회지 제47권 제12호. 2006

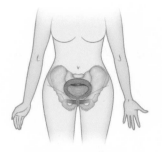

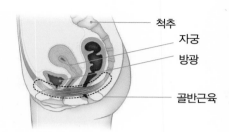

척추
자궁
방광
골반근육

앞에서 본 골반근육　　　　　**옆에서 본 골반근육**

도를 제자리로 옮기는 운동법이다. 출산 뒤나 폐경 전후에 골반근육이 약해지는 것은 당연하다. 그런데 이를 회복하지 못하고 두었다가 기침이나 재채기 등 배에 힘이 들어가는 동작을 할 때 요실금 증세가 나타나는 여성들이 많다. 또는 과민방광 때문에 소변이 자주 마렵고 참기 힘든 여성 환자들에게도 꼭 필요한 운동이다.

　케겔운동의 첫 번째 단계는 골반근육을 찾는 것이다. 골반근육은 평소에 잘 사용할 일이 없는 곳이다. 게다가 해부학적으로도 몸속에 숨겨져 있어 제대로 운동하기 어려운 근육이기도 하다. 골반근육은 방광과 자궁 질 항문 등이 밑으로 빠지지 않도록 받쳐준다. 소변을 보다가 중간에 멈출 때, 항문 주위나 질 내부를 조일 때 사용되는 근육이바로 골반근육이다. 지금 요의를 참을 때처럼, 또는 방귀를 참을 때처럼 엉덩이를 살짝 조여 보자. 어떤 부위인지 감이 올 것이다. 앞쪽에서도 소개했지만 다시 한번 케겔운동법을 알아보자.

누워서 하기

① 똑바로 누워 손을 배 위에 올려놓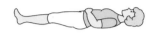
는다. 이 상태에서 하복부와 항문·질에
힘을 줘 조인다. 5초 정도 유지한 뒤 서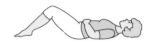
히 힘을 뺀다. 이 동작을 5번 반복한다.

② 양 무릎을 구부린 상태에서 숨을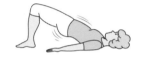
들이마시면서 엉덩이를 들고 골반근육에
힘을 줘 수축시킨다. 숨을 내쉬면서 어깨,
등, 엉덩이 순서로 바닥에 내리고 힘을 뺀
다. 이 동작을 5번 반복한다.

서서 하기

① 선 채로 다리를 어깨너비만큼 벌린다. 두 손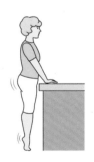
을 의자나 탁자 위에 올려놓는다. 본인의 두 팔이
편안히 올라올 수 있는 높이면 된다.

② 양 뒤꿈치를 가볍게 들어 올린다. 이때 동시
에 항문과 질을 수축한다. 5초 정도 유지한 뒤 힘
을 뺀다. 이 동작을 5번 반복한다.

앉아서 하기

엉덩이를 바닥에 대고 다리를 벌리고 앉아 양 발끝을 바깥쪽으로
둔다. 숨을 들이마시며 골반근육, 항문과 질을 오므린다. 허리를 들어

올려 앉은 자세로 5초간 버틴다. 숨을 내쉬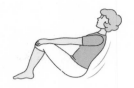
며 다리를 오므리고 긴장을 푼다. 천천히 힘
을 빼며 뒤로 눕는다. 5번 반복한다.

　케겔운동은 이처럼 항문근육을 5~10초간 서서히 수축시켰다가 10
초 정도 쉬는 동작으로, 10~20번 반복하여 하루에 8~10회 정도 하
는 것이 좋다. 배나 엉덩이 근육을 사용하지 말고 순전히 골반근육만
을 이용해야 한다. 다른 근육을 함께 사용하면 오히려 부작용이 생길
수 있다. 케겔운동은 겉으로 드러나는 운동이 아니므로, 걷거나 앉아
있을 때, 운전할 때 언제든 할 수 있다.

　골반근육을 수축하는 동작이 어렵다면 여성병원의 도움을 받을 수
있다. 원형 추 모양의 콘을 질에 삽입한 뒤 빠지지 않도록 수축하는 연
습과 바이오피드백 치료 프로그램이 있다. 바이오피드백 치료는 골반
근육의 수축을 감지하는 작은 기구를 질 안에 넣고 운동을 하면서 근
육이 제대로 수축되는지, 강도는 어느 정도인지를 컴퓨터 모니터로 직
접 확인하는 방법이다.

방광 훈련(행동치료)

과민성 요실금은 빈뇨와 절박뇨를 동반한다.

빈뇨는 하루에 8회 이상 소변을 자주 보는 것이고, 절박뇨는 즉시 소변을 보고 싶다는 생각이 드는 것이다. 하지만 빈뇨는 방광의 예민함 때문에 소변이 다 채워지지 않았는데 소변을 보고 싶다는 요의가 느껴지는 것이고, 절박뇨는 소변을 보러 가는 중에 예민한 방광이 참지 못하고 내려 내는 것이다. 소변을 자주 보는 습관을 들이면 도리어 빈뇨 증상이 악화될 수 있고, 절박뇨 또한 갑자기 움직이면서 방광이 흔들리기 때문에 정도만 더 심해질 뿐이다. 이러한 증상은 운동을 병행하며 스스로 행동을 조절하려는 노력이 필요하다.

– 소변 조절의 심리적 단계와 행동치료 –			
행동 치료			심호흡 천천히, 절박한 느낌 억제 집중하기
	빠르게 근육 조이기	최고조	절박함이 잦아들 때까지 기다리기
	안정	점진적 증가	완화
심리적 단계	요절박 시작		요절박 소실

① 목표를 정한다: 시간 이상 소변을 참는다.

가장 먼저 할 일은 평소 배뇨 상태를 알기 위해 적어도 2~3일 동안 배뇨 일지를 작성하는 것이다. 그리고 현재 배뇨 간격에 근거하여 배뇨 목표를 잡아두는 것이다. 시작은 집에서 해야 한다. 저녁에 요의에 의해 잠에서 깨는 것을 방지하기 위해 잠들기 전에 먼저 소변을 보아 준다. 그리고 다음 날이 되었을 때 아직 예정된 배뇨 시간이 되지 않았는데 급하게 소변을 보고 싶은 생각이 들면, 하던 일을 모두 멈추고 가능하면 의자에 앉는다.

② 빈뇨 또는 절박뇨 증상 완화시키기

주의를 분산시키는 행동을 하는 것이 도움이 된다. 입으로 천천히 심호흡하면서 호흡에 집중하거나, 골반근육을 연속적으로 여러 번 빠르고, 강하게 조이는 것이다. 좋아하는 행동이 있다면 그것에 집중하는 것도 좋다. 아니면 머릿속으로 다른 생각을 해보는 것 또한 추천한다. 거꾸로 100부터 7씩 빼거나 좋아하는 노래나 자장가의 가사를 부른다든지 하는 것이다.

③ 화장실에 갈 때

증상이 없어진 후에도 예정된 배뇨 시간이 될 때까지는 시간을 좀 더 갖는 것이 좋다. 혹은 적어도 몇 분이 더 지날 때까지 참은 후에 화장실로 간다. 중요한 것은, 화장실에 갈 때는 절대로 급하게 뛰어가지 말고 천천히 걸어가면서 평정심을 유지해야 한다는 점이다.

④ 목표를 잘 지키고 있다면

짜인 스케줄로 배뇨 조절이 잘 되면 15~30분 정도 배뇨 간격을 더 늘려본다. 정상 배뇨 형태가 될 때까지 매주 스케줄을 정하고 일정에 맞게 소변을 보아야 한다. 요실금이 절박한 것 같고, 그 절박감을 조절할 수 없다면 스케줄을 어길 수도 있다. 이러한 경우 기존에 짜인 스케줄을 다시 처음부터 시작해야 한다.

⑤ 변화했는지 언제 알 수 있을까?

3~4주가 지나고 이대로 유지가 된다면 호전된 것으로 볼 수 있다. 낮에는 3~4시간마다 소변을 보는 것이 이상적이며, 밤에 자다가 일어나서 소변 보는 횟수가 줄었다면 경과가 좋은 것이다. 물론 즉시 호전되지 않는다고 해서 단념하거나 낙담할 필요는 없다. 방광 훈련 역시 마음 근육을 단단하게 키우는 운동이나 다름없다. 운동의 결과는 사람마다 다르기 때문에 조급해할 것은 없다.

바이오피드백 치료

바이오피드백은 앞서 케겔운동에 대해 설명하면서 간단히 언급했다. 본인 스스로 골반근육운동이 잘되지 않는다면 효과적으로 할 수 있도록 병원에서 도움을 줄 수 있다. 치료 과정은 간단하다. 탐폰처럼 생긴 전기 기구를 질 안에 넣고 환자가 항문을 조이면서 골반근육을 수축 또는 이완한다. 이때 기구가 전기신호를 감지하여 컴퓨터 화면에 본인의 운동 상태를 보여준다. 환자는 배근육의 움직임 없이 제대로 되는지 확인하고 골반근육을 더욱 강화시킬 수 있는 방법을 터득하여 효과적으로 요실금을 치료할 수 있다.

질콘(골반근육운동 보조기구)

바이오피드백 치료처럼 운동을 보조하는 방법으로 또 하나 쓰이는 것이 질콘이다. 질콘은 질 속에 넣고 근육을 강화시키는 기구로써 골반근육운동을 효과적으로 시행할 수 있도록 도와주는 운동기구다. 질콘은 골반근육 상태에 따라 선택하여 운동할 수 있도록 고안된 것이 있고, 아령 모양으로 되어 양쪽의 크기가 다른 것이 있다. 큰 쪽은 운동을 처음 시작하는 사람에게, 작은 쪽은 어느 정도 숙달이 된 사람에게 효과가 있다. 질콘은 반드시 전문가와 상담하여 결정해야 한다.

전기자극법

바이오피드백에서 사용되는 것과 비슷한 기구가 질 내에 삽입된다. 앞서 ExMI를 설명하며 장단점은 가볍게 언급하였다. 원리는 전기자극기를 통해 약한 전류를 골반근육과 방광에 넣어주는 것이고, 가장 효과적인 치료법임은 틀림없다. 다만 전기자극에 거부감이 있거나 침습성 우려가 있는 경우에는 사용이 어렵다.

약물치료법

약물이 가장 보편적인 과민성 요실금 치료법이다. 이 경우 방광이 과도하게 많이 수축하는 것을 치료한다. 그러나 녹내장 환자나, 소변 배출이 잘 안 되는 배뇨장애 환자에게 사용하는 것은 매우 주의해야 한다. 또한 입안이 마르거나, 졸음, 시야 흐림, 변비, 어지러움 등이 부작용으로 나타날 수 있는데 그중에서도 입안이 마르는 것이 가장 큰 문제가 되어 왔다. 이때는 물을 조금씩 자주 먹고, 껌이나 신맛이 나는 비타민 C 사탕과 같은 것을 입에 물고 있는 것이 도움된다. 복압성 요실금의 경우는 요도근육의 조여 주는 작용을 도와주는 약을 쓸 수 있고, 폐경 여성의 경우 에스트로젠이라는 호르몬을 복용하거나 질에 바르는 연고, 질정으로 요실금 증상을 완화시킬 수 있다. 물론 이 방법만으로는 치료 효과가 부족하므로 골반근육운동 등을 함께 수행하도록 해야 하겠다.

요실금 환자 중 수술이 필요한 경우는 5~10% 정도이다.

대부분 약물치료와 골반근육운동 등으로 어느 정도 치료가 가능하다는 뜻이다. 다만, 꾸준하게 운동을 해야 하므로 본인 의지가 가장 중요하다. 요실금 치료는 귀찮지만 인내심을 갖고 꾸준히 실천하면 반드시 나을 수 있다.

특히 골반근육강화운동, 케겔운동은 요실금 치료뿐만 아니라 예방에도 효과가 있기 때문에 여성들은 종종 해주는 것이 좋다. 특히 장기간 했을 때 효과가 있으니 끈기를 갖고 지속적으로 하는 것이 좋다.

평소 올바른 배뇨습관과 생활습관을 갖는 것도 도움이 된다. 일정한 시간 간격을 두고 배뇨를 한다면 요실금이 생길 확률을 현저히 떨어뜨릴 수 있다. 특히 과민성방광 환자는 요실금을 악화시키는 만성적인 기침을 예방하기 위하여 금연을 해야 하고, 골반근육에 불필요한 압력을 감소시키기 위해 적절한 운동으로 체중조절을 하는 것이 좋다.

적당한 수분 섭취와 변비 예방을 위한 식이조절 또한 도움이 된다. 식이조절까지는 아니더라도, 자극적인 음식, 매운 음식, 인공 감미료, 카페인이 든 커피나 홍차, 사이다나 콜라 등 탄산음료, 술 등을 가급적 피해야 한다. 방광을 자극할 수 있는 음식 섭취를 자제하는 것이 가장 최선의 예방이요, 최선의 해결법임을 잊지 말자.

3

최적의 치료법을 찾는다 - 요역동학검사란?

방광의 가장 주된 역할은 소변을 저장하고 배출한다는 것이다. 신장에서 만들어진 소변이 방광에 차면 방광 근육은 수축하고 요도괄약근은 이완된다. 그리고 가득 찬 소변을 배출한다. 요도괄약근은 조였다 풀어졌다 하면서 수도꼭지와 같은 역할을 한다. 방광 근육은 소변이 잘 나가도록 짜주는 역할이다. 우리 몸의 각 기관들이 조화롭게 자기 역할을 할 때 우리는 배뇨 활동을 원활하게 할 수 있다.

요역동학검사

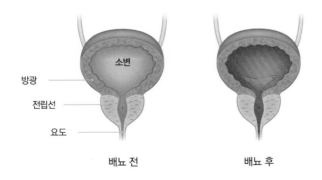

배뇨 전   배뇨 후

그런데 이 과정에 관여하는 신경계와 방광근육, 요도괄약근에 문제가 생기면 배뇨장애가 발생할 수 있다. 여성 요실금도 마찬가지다. 배뇨 활동에 관련된 신체 기관 중 어딘가에서 문제가 발생했을 때, 우리는 요실금을 경험하게 된다. 이를 치료하기 위해 앞서서 수술 치료와 비수술 치료법을 알아보았다. 이때 환자에게 어떠한 치료가 적합할지 알아보고자 할 때, 신경계의 이상이 의심되거나 치료에 잘 반응하지 않을 때, 또는 방광의 기능 상태를 더 자세히 알아볼 필요가 있을 때 하는 것이 요역동학검사다.

요역동학검사, 왜 필요할까?

쉽게 말하면 환자의 배뇨 증상을 재현하는 것인데, 방광과 요도의 전반적인 기능을 확인하는 것이 일차적 목표라고 할 수 있다. 이 검사를 통해 배뇨장애 증상을 진단하고 그에 따라 어떠한 치료법이 적절할지를 판단할 수 있다. 요실금 환자에게 증상에 맞는 약물치료, 운동치료, 수술치료 등의 처방을 내리기 위해서는 어떤 문제가 있는지 명확히 알아야 하기 때문이다. 검사 방법이 불편하다는 단점은 있지만 본인의 배뇨 증상을 여과 없이 의사에게 보여줄 수 있어 정확한 진단이 가능하다.

요역동학검사 없이 요실금 치료를?

 요역동학검사가 무엇인지 정확히 모르는 요실금 환자들은 처음에는 으레 일반적인 관례라고 생각하고 대수롭지 않게 여긴다. 그러나 요역동학검사의 과정을 듣고 나면, 꼭 이렇게까지 해야 하는지 되묻곤 한다. 그러나 현재 우리나라에서는 복압성요실금의 수술을 위해서 이 검사를 꼭 시행하도록 제도적으로 정해져 있다.

요역동학검사는 사실 환자에게 부담스러운 과정이다. 우선 그 검사 과정이 고역이다. 여성 환자에게는 더욱 그렇다. 요도를 통해 방광 안으로 가는 관을 삽입한 후 식염수를 서서히 주입하고 피검사자가 소변이 마려우면 배뇨를 하도록 하는 과정에서 방광과 요도의 기능을 체크하는데, 수치심을 느끼는 경우도 있다.

아무리 요실금의 정도와 수술 전 방광 이상 여부를 판단하기 위해 시행한다지만, 환자 입장에서는 고통스러울 수 있어 요실금 수술을 망설이기도 한다. 이 때문에 요실금 수술 전에 요역동학검사를 하는 것이 불필요하지 않으냐는 주장까지 나오기도 했다.

하지만 분당 서울대연구팀의 조사 결과, 증상만 보고 수술하면 10명 중 2명꼴로 실패할 수 있다는 연구 결과가 발표되었다. 요실금 수술 성공률을 저하할 수 있는 증상으로는 배뇨근과반사, 방광출구폐색, 배뇨근저반사 등인데, 수술이 필요한 복압성 요실금 환자의 79.1%가 이러한 증상을 동반하고 있었던 것이다. 이런 경우는 중부요도슬링 수술만으로는 완치가 어렵고 수술방법을 달리하거나 수술 후 추가적인 치료가 필요하다.

요역동학검사로 요실금의 정도를 판단하는 것으로만 생각한다면 이 검사를 꼭 해야 하는지 의구심이 들 수 있다. 하지만 요실금 수술이 꼭 요실금을 줄이는 것에만 그치지 않고 수술 후 방광의 기능에 영향을 미치는 경우도 발생할 수 있다. 또 경우에 따라서는 방광 상태에 따라 수술을 피해야 하는 경우도 있다. 이처럼 사전 정보를 얻는다는 점만으로도 유의미한 검사다.

요역동학검사는 방광과 요도의 다른 이상을 미리 판단해 적절한 치료법을 찾는데 매우 중요하다. 수술 후 발생할 수 있는 다른 배뇨 증상을 미리 예측하여야 재수술 또는 치료를 받지 않을 수 있기 때문에, 수술 전에는 반드시 요역동학검사를 받아야 한다. 불편함을 최소화하는 환경에서 숙련자에게 검사를 받는 것이 가장 이상적이라 할 수 있겠다.

검사 전 환자의 준비사항

금식이 필요한 검사는 아니다. 그러나 검사 전에 가능하다면 소변을 제외하고 뱃속을 비우는 것이 좋다. 소변 배출 과정을 확인하는 것이기 때문에 소변은 참고 오는 것이 좋다. 그러나 만약 자가 도뇨를 하는 환자라면 도뇨는 하고 오는 것이 좋겠다. 검사는 아침에 대변을 본 후 시행한다. 변비가 있다면 검사 전날 관장을 한다. 병원에 따라서 다르겠으나 검사를 시행하기 전에는 배뇨 기능과 관련된 설문지를 통해 문진을 먼저 받는다.

이후 편안한 마음으로 검사에 임하는 것이 중요하다. 검사의 과정이 환자에 따라서는 불편감, 통증 등을 유발할 수 있기 때문이다. 따라서 의료진들은 검사 전에 전체적인 검사 과정에 대해 충분한 설명을 제공해야 한다. 또한 조용하고 편안하게 검사 할 수 있는 환경을 조성하는 것도 의료진의 역할이다.

검사의 과정 및 종류

검사 과정은 간단한데, 방광과 항문에 압력을 측정하는 관을 삽입하고, 식염수로 방광을 천천히 채우면서 압력을 측정한다. 이후 소변을 보면서 방광의 압력을 측정한다. 요역동학검사에는 요속검사, 괄약근기능검사(요도내압 검사, 요누출압검사) 방광내압 검사가 있다. 복압 시 요누출압 검사는 요실금 환자의 경우 추가로 실시한다. 특수한 경우엔 비디오 요역동학검사를 시행하기도 한다.

요속검사

소변이 마려운 상태에서 검사용 변기에 소변을 본다. 측정대상은 ① 소변량, ②소변을 배출할 때의 속도, ③배뇨 후 잔뇨량이다. 잔뇨량이란 방광에 소변이 얼마나 남아 있는지를 뜻하는 것으로 초음파로 확인할 수 있다.

괄약근기능검사

괄약근의 기능을 알아보는 검사를 말한다. 근전도검사, 요도압측정 또는 요누출압 측정을 통하여 검사한다. 오른쪽과 같은 그래프를 통해 결과값을 알 수 있다.

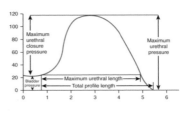

종류	특징
근전도 검사	말초신경과 근육에서 일어나는 전기적인 신호를 통해 말초신경과 근육의 이상 여부를 확인.
요도내압 검사	요도에 작은 관을 삽입하여 그 관이 저절로 빠져나올 때 요도가 조여지는 압력을 측정.
요누출압 검사	방광내압검사가 끝난 후 시행. → 파란색의 약을 탄 생리식염수를 방광에 주입. → 복압 상승 유도(EX. 서서 기침하기, 풍선 불기). → 소변이 얼마나 새는지를 관찰.

방광내압 검사

방광의 충만과 배뇨 시에 일어나는 압력 변화를 확인하는 검사다. 방광과 항문에 관을 삽입하여 압력 변화를 측정한다. 남아있는 소변을 제거한 뒤, 삽입된 관으로 방광에 서서히 물을 채우면서 검사한다. ① 소변 마려운 느낌, ② 방광의 크기, ③ 방광이 늘어나는 탄성 정도, ④ 소변을 볼 때 방광의 수축력을 중심으로 검사가 진행된다. 방광내압 측정이 정상적이면 왼쪽의 그래프를 볼 수 있다. 여기에 추가적으로 검사 결과가 모두 정상 소견이면 방광 생리는 정상적이라고 할 수

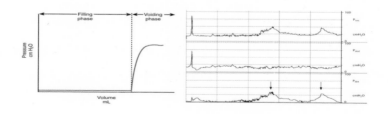

있다. 그러나 배뇨근 불안정으로 진단되면 오른쪽의 그래프를 볼 수 있다. 화살표로 표시된 부분은 배뇨근이 의도치 않은 수축을 일으키는 지점이다.

비디오 요역동학검사

신경인성 배뇨장애나 역류가 의심되면 비디오 요역동학검사를 한다. 방광내압 검사와 함께 방광에 방사선을 투시하면서 ① 방광의 모양, ② 요관의 역류 상태 등을 관찰하고 ③ 방광 경부와 요도괄약근이 열려 소변을 잘 보는 정도 등을 상세히 확인할 수 있다.

주의사항, 검사 시간, 검사 결과

검사에 임할 때는 환자의 협조가 필수적이다. 특히 배뇨는 심리적 영향력을 많이 받는다. 지나치게 긴장하거나 두려움이 있으면 본인의 배뇨 증상이 그대로 재현되기 어려우므로 편안한 마음으로 검사에 임하는 것이 좋다.

검사 후 소변을 볼 때 찌릿한 느낌이 들기도 한다. 좌욕 등으로 완화시키고 몸을 충분히 다스려주는 것이 중요하다. 검사 후 2~3일 동안 평상시보다 많은 양의 수분을 마시는 것이 좋다. 요도에 도관을 삽입했기 때문에 검사 후 감염의 위험성도 배제할 수 없다. 처방된 항생제가 있다면 꼭 먹도록 하자.

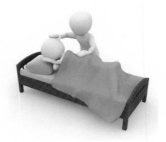

검사 소요 시간은 약 40~55분 정도
이지만 환자 상태에 따라 다소 변경될
수 있다. 보통 검사 결과는 다음 외래
진료 시에 결과를 판독하여 담당의가
안내한다.

요역동학검사에 대한 불안과 여성 요실금[*]

불편에 대한 이야기가 나온 김에, 여성 요실금을 다루면서 '여성 환
자들의 불안감'이라는 주제를 빼놓을 수는 없을 것 같다. 어떤 분야에
서건 남성 환자보다 여성 환자들이 심리적 영향을 많이 받는 경향이
있다.

거부감, 긴장감, 수치심

어려서부터 몸가짐을 조심해야 한다고 가정교육을 받아온 전통 여
성상의 영향일까? 물론 아무리 검사지만 소중한 하체를 다른 사람 앞
에 드러내는 데 거부감이 드는 건 어쩔 수 없는 일이긴 하다. 게다가

---

[*] 요역동학검사 시 여성 환자의 통증과 불안에 관련한 요인, 가톨릭대학교 의과대학 성모자애병
원 비뇨기과, 김규진, 이남석, 정조운, 서홍진, 이동환 참고.

요도와 항문이라니, 언급하기도 창피하게 느껴지는 부위가 아닌가. 이 부위에 카데터가 닿는 것만으로도 환자들의 긴장감은 더욱 고양되기 마련이다. 거기다가 '배뇨'라는, 상당히 개인적인 행위를 남에게 보여주어야 한다. 이 또한 여성 환자로서는 수치심이 드는 행위가 아닐 수 없다. 또는 낯선 상황, 낯선 검사라는 사실에 긴장되기도 한다. 최첨단 기계 시설과 설비에 압도되어 불안을 느끼는 환자도 적지 않다.

검사를 거부하는 환자들?

실제로 이러한 불안이 교감신경계를 자극하여 검사 결과에 영향을 준 경우도 있다. 불편감을 넘어 피부에 와 닿는 통증으로 받아들이는 환자도 있고, 검사 이후에도 이상 감각으로 남는 환자도 있다. 우리 몸과 마음은 따로 떨어져 있는 것이 아니다. 몸이 아프면 마음이 상하고, 마음이 다치면 몸도 영향을 받는다. 중요한 것은 한번 다친 마음은 쉽게 열리지 않는다는 것. 이전에 요역동학검사를 경험하며 불쾌했던 기억이 남았던 한 환자가 동일한 검사를 권유하였을 때 검사 자체를 거부하며 치료를 포기한 사례도 있다.

환자의 마음을 열기 위한 노력

이러한 이유로 검사자는 환자의 불편감을 최소화하고 불안을 낮춰주며 통증을 감소시키는 방법을 항상 연구하고 있다. 필자는 강동미즈여성병원에 방문하는 환자들의 불안을 낮추는 방법으로 사전 검사교육, 음악, 마사지, 아로마 요법 등을 추천하는 편이다. 예를 들어 배뇨장애가 있는 여성 환자에게 요역동학검사가 시행될 때, 우선 자세한 설명과 더불어 진통제를 이용한 통증 조절을 우선으로 한 다음 검사를 시행한다. 그리고 검사에 들어가기에 앞서 잔잔한 음악과 함께 긴장을 이완할 수 있도록 하는 마사지, 그리고 은은한 아로마 향을 제공하는 것이다. 그러면 실제 요역동학검사에서도 환자의 적응도와 참여도가 높아지며, 불안과 통증을 감소하는 데 효과가 있다.

정확한 진단력을 갖춘 숙련된 전문가 만나야

요역동학검사를 받기 전에 몇 가지 짚고 넘어가야 하는 부분들을 살펴보자. 환자 입장에서는 전문의의 숙련도를 최우선으로 보아야 할 것이며, 동시에 환자의 불편을 최소화할 수 있는 병원인지도 따져보아야 할 것이다.

이 검사를 통해 자신이 앓고 있는 병증에 대해 보다 정확하게 진단 내리는 데에 도움을 받을 수 있다. 간단하게 설명했지만 실제로 요역동학검사는 과정 및 술기, 결과 해석이 매우 복잡하다. 필자 역시 전공의 시절 사소한 경험부터, 전문의가 되어 후배를 양성하기까지 빠르고 효과적인 검사를 시행하기 위해 수련에 꽤 많은 노력과 시간을 들여온 것이 사실이다.

요역동학검사의 시행 및 결과 해석은 오로지 배뇨장애 치료에 대한 충분한 경험을 가진 숙련된 의사에 의해서만 이루어질 수 있다. 검사 과정 도중 방광과 관련된 유의미한 질문을 하며 환자와의 지속적인 소통이 필요하고, 검사 중에도 이상 소견을 판단하여 추가로 해야 할 항목 등을 결정해야 하는 일이 생기는 것이 요역동학검사이다. 검사를 시행하는 사람의 숙련도에 따라 검사 결과의 정확도가 달라질 수 있으니 믿을 수 있는 의료기관을 선정하는 것이 좋겠다.

또한 여성 환자면 환자의 불편을 최소화하는 곳인지 확인하는 것이 필수 체크 사항이다. 요역동학검사는 검사 방법이 다양한 만큼 과정이 다소 불편할 수 있다. 물론 아프거나 힘든 검사는 아니다. 그래도 검사 시 지나치게 긴장하거나 두려움이 있으면 결과가 부정확할 수 있다. 환자의 평소 배뇨습관이나 상태를 체크해야 하는데 환자가 불편하게 있으면, 본인의 배뇨 증상이 그대로 재현되지 못하기도 한다. 환자는 되도록 편안한 마음으로 검사에 임해야 하고, 의료진은 불편함이 없도록 두루 살필 수 있는 곳을 만들도록 하자.

4

요실금 자가진단과 예방법, 관리법

여성 요실금의 가장 무서운 점은 '심리적 위축'이다. 요실금이 입 밖으로 꺼내기 부끄러운 질병이다 보니 어디서 쉽게 들은 적도 없고, 갑작스럽게 요실금에 걸리면 정보가 없기 때문에 덜컥 겁부터 나게 된다. 그리고는 나 역시 어디에 말도 하지 못하고 쉬쉬하게 된다. 심리적 위축이 '사회적 위축'으로 이어진다. 사회 전체가 악순환의 반복이다.

'심리적 위축'은 '사회생활 위축'으로 이어진다. 사회로 나가는 것 모든 것이 괴롭다. 지하철을 타기만 해도 일을 보게 되지는 않을까 불안하기만 하고, 사소한 대화나 웃음조차 쉽지 않다. 복부에 압력이 생겼다가 찔끔하고 나올지도 모르기 때문이다. 감정 표현까지 통제를 당하는 느낌이 나면 신경까지 과민해진다. 이 현상은 요실금 증세를 더욱 가중할 뿐이다.

따라서 필자는 당신에게 요실금 증세가 있다면 어서 치료를 하는 것이 좋다고 권하고 싶다. 수술을 받는 것이 무서워 피할 필요는 없다. 수술이 필요한지, 운동이나 약물로도 해결 가능한지는 병원에 나와 보아야 알 수 있는 것이니까. 전문의 소견 없이 혼자 판단하고 혼자 해결하려는 것은 위험하다. 요실금이 의심된다면, 병원을 방문하고, 필요한 처치를 꼭 받고, 이후 관리와 재발 방지 차원의 노력을 하는 것이 좋다. 요실금 증세가 없더라도 20~30대부터 미리 예방한다면 요실금이 다가오는 나이를 늦출 수 있으니 미리 준비하는 것도 좋겠다.

요실금 자가진단

물론 요실금 증세에 해당하는 것인지는 스스로 자가진단을 통해 확인해보아야 할 것이다. 다음은 요실금을 판단할 수 있는 자가진단 문진표이다.

1. 기침 또는 재채기가 나왔을 때, 스스로 깨닫기 전에 소변이 새어 나와 옷을 적신 적이 있나요? 있다면 빈도는 얼마나 되나요?	① 없다 ② 한 달에 한 번 ③ 일주일에 한 번 ④ 매일
2. 1번에 대해 ①번 답안을 제외하고, 소변이 새는 양이 얼마나 되었나요?	① 찻숟가락 정도 ② 속옷에 묻을 정도 ③ 속옷을 적실 정도 ④ 다리로 흘러내릴 정도

3. 소변감이 느껴졌을 때, 참지 못하고 그대로 속옷에 적신 사례가 있나요? 있다면 빈도는 얼마나 되나요?	① 없다 ② 한 달에 한 번 ③ 일주일에 한 번 ④ 매일
4. 소변을 볼 때 아랫배에 통증이 있나요? 있다면 빈도는 얼마나 되나요?	① 없다 ② 한 달에 한 번 ③ 일주일에 한 번 ④ 매일
5. 소변을 눌 때 아랫배에 불편한 느낌이 들고, 소변을 아무리 누어도 시원하게 다 나오지 않는 느낌이 있나요? 있다면 빈도는 얼마나 되나요?	① 없다 ② 한 달에 한 번 ③ 일주일에 한 번 ④ 매일
6. 찬물에 닿을 때, 날씨가 차가울 때 또는 물이 졸졸 흐르는 소리를 들을 때 자극을 받아 소변을 보고 싶다는 생각이 든 적이 있나요? 있다면 소변을 속옷에 적신 적이 있습니까?	① 없다 ② 한 달에 한 번 ③ 일주일에 한 번 ④ 매일

이 질문의 기준은 '소변의 빈도'다. 질문의 답 중에서 ③번과 ④번에 해당한다면 심각한 경우이다. 이러한 환자는 요실금이나 배뇨통의 정도가 보통 심하게 느껴질 것이다. 간혹 서서히 진행된 경우 익숙해져서 잘 모를 수도 있으니, 상태를 스스로 되돌아봐야 한다. 또는 나이가 많으신 노인 여성의 경우, 자녀 또는 주변에서 관심을 가지고 체크해주길 바란다.

이와 같은 문진표는 요실금 여부와 함께, 진행의 정도를 파악하기 위한 것이어서 조금 더 구체적이다. 위 ③, ④번에 해당하지 않더라도 다음과 같은 증상이 한 가지라도 나타난다면 과민성방광에 해당한다.

① 하루에 소변을 8번 이상 본다.
② 소변이 일단 마려우면 참지 못한다.
③ 어느 장소에 가더라도 화장실의 위치부터 알아둔다.
④ 화장실이 없을 것 같은 장소에는 잘 가지 않는다.
⑤ 화장실에서 옷을 내리기 전 소변이 나와 옷을 버리는 경우가 있다.
⑥ 소변이 샐까 봐 물이나 음료수 마시는 것을 삼간다.
⑦ 화장실을 너무 자주 다녀 일을 하는데 방해가 된다.
⑧ 패드나 기저귀를 착용한다.
⑨ 수면 중에 2번 이상 화장실에 간다.

사람이 물을 마시는 양에 따라 또는 계절에 따라 소변량이 다른 것은 사실이지만, 보통 건강한 성인의 하루 소변 횟수는 4회에서 7회 정도라고 한다. 즉 3회 미만이라면 이 역시 수분 섭취가 과하게 적은 것으로 방광에 이상을 유발할 수 있고, 8회 이상이라면 방광 또는 골반 하부가 제 기능을 못하고 있는 상태라고 볼 수 있다.

소변이 마려워지면 참지 못한다는 것이 이러한 의미다. 만약 무거운 물건을 든다고 가정해보자. 근육이 견딜 수 있다는 판단이 들면 최대한 버티려고 하게 되지만, 버티지 못할 정도의 근육이라면 다치기 전에 얼른 내려놓게 된다. 방광근육, 둔근육도 마찬가지다. 버티지 못하니까 내려놓으려 하는 것이다. 소변을 참지 못한다는 것은 소변을 담거나 내려보내는 과정에 종사하는 내 몸의 근육 어딘가에 이상이 생겼다는 신호다.

화장실의 위치를 알아두는 것은 매우 중요하다. 실제로 요실금이 있는 환자들에게도 항상 권고하는 사항이다. 그런데 왜 이것이 요실금 증상에 해당하는 것일까? 만약 본인이 어릴 때 대소변을 잘 가리지 못했거나 여타의 이유로 용변 습관을 이렇게 들인 것이라면 상관없다. 그런데 어느 순간 갑자기 이러한 습관이 생겼다면? 스스로가 요실금을 인지하기 전에 몸에서 알게 된 것이다. 스스로를 보호하려고.

그러니 당연히 화장실이 없는 장소는 꺼려진다. 화장실이 중요하다 보니 화장실이 더럽거나, 이용이 어려운 공간도 불편해진다. 음식점을 갔다면 먹고 마신 것을 배출해야 하니 화장실을 가야 하고, 그런데 화장실이 여의치 않으면 마음은 더욱 불안해지면서 화장실을 찾게 된다. 그러니 다음은 꼭 카페를 가야 하고, 카페 화장실마저 더럽다면 정말 난감하다. 그런데 생활이 그렇게 항상 내 뜻대로만 되던가? 결국 살다 보면 화장실이 없거나 더러운 곳도 갈 수밖에 없는 때가 온다.

요실금 증상이 없거나, 요실금 증상이 있어도 심각하지 않은 사람이라면 '어? 깨끗한 화장실이 왜 중요하지?'라고 생각할 수 있다. 그 이유가 바로 ⑤번에 있다. 화장실에서 옷을 내리기도 전에 소변이 흘러버리는 사례가 빈번하기 때문이다. 물론 그 전에 화장실에 앉으면 세이프. 하지만 앉기도 전에 바닥에 다 흘렸다면? 심지어 위생 상태가 좋지 않은 곳이라면? 이후 뒤처리는 어떻게 할 것인가? 바닥 청소를 아무도 모르게 휴지로 훔치기도 애매한 노릇이고, 바지도 갈아입어야 하는데 위생이 좋지 않은 화장실에서 새 옷으로 입기도 불편하다. 실제로 이러한 생각에 깨끗하지 못한 화장실에서는 '마려운데도 오줌이 나오지 않는다'는 심리적 불안을 호소하는 환자도 있다.

그렇다고 해서 물이나 음료를 마시지 않는 것은 절대로 금물이다. 빈번한 화장실 방문이 불편해 아예 수분 흡수를 제한하는 환자도 있다. 이 역시 요실금으로 의심되는 증상이니 빠르게 내원해야 한다. 일차적으로 소변 누수가 요실금 증상에 해당하고, 이차적으로는 이것이 심리적 영향에서 신체적 영향까지 이어지기 전에 막아야 하기 때문이다. 방광도 소중한 신체기관이다. 소변은 우리 몸에서 불필요한 영양분이나 독소를 내보내기 위해 희석한 것인데 수분 없이 계속 방광에 머무른다면 방광염으로 이어질 수 있다.

결국 물을 마시지 않는 이유는 화장실 가는 것이 '사회생활'을 방해한다는 이유인데, 이 또한 요실금을 방치하는 것이나 다름없다. 감기에 걸리면 병가라도 내고 푹 쉬었다가 나아서 돌아오면 되는데, 혹은 주변에서 감기임을 알아채고 배려라도 해 줄 텐데, 요실금은 어쩐지 그런 병과는 다른 병으로 치부되곤 한다. 요실금이라는 사실을 알리기도 쉽지 않거니와, 가끔 무례한 사람이라도 있다면 병 자체를 놀림감으로 삼기도 한다. 이 때문에 수분 섭취를 제한하며, 자기도 모르게 스스로를 괴롭히는 방향을 선택하게 되는데 그러지 말고 꼭 병원에 방문하기를 바란다.

이 외에도 ⑧ 패드나 기저귀를 착용한다거나, ⑨ 수면 중에 2번 이상 화장실에 간다면 요실금이다. 패드와 기저귀 착용의 목적은 누구보다 환자 스스로가 잘 알 것이다. 수면 중에 소변이 마려워 깨는 것은 있을 수 있는 일이다. 그런데 두 번 이상이라는 것은 잠에 깊이 들지 못하게 하는 것이고, 결국 삶의 질을 떨어뜨리는 주원인이 될 수 있다. 사람의 3대 욕구가 수면욕, 식욕, 성욕이다. 그런데 요실금은 우리 여성들의 3대 욕구를 모두 방해하고 있다. 우리는 건강한 삶을 살아가야 할 자격이 있다. 자가진단으로 확인하고 병원에 와서 확실하게 검진받고 치료하자.

요실금 예방법

- 물 많이 마시기
- 케겔운동
- 올바른 배뇨습관, 배뇨일지 작성하기
- 비만과 변비는 반드시 예방하자
- 방광 자극하는 음식 금지
- 카페인, 알코올 섭취와 흡연 금지

자가진단에 해당하는 내용이 없어 요실금이 아니라는 판단이 들더라도, 검진을 해보았다는 것은 '나도 혹시?'라는 생각이 있어서가 아닐까 싶다. 이러한 독자들을 위해 저자가 생각하는 여섯 가지의 요실금 예방법을 준비해보았다. 어떤 면에서는 전신 건강을 위한 것도 있고, 어떤 면에서는 의외의 다른 효과를 볼 수 있는 것들도 있다. 요실금도 예방하고 있을지 모르는 질환까지 미리 방지할 수 있는 방법들이니 숙지하고 실행에 옮겨보도록 하자.

물 많이 마시기

앞서 이야기한 내용이지만, 언제 소변이 나올지 모른다는 스트레스에 수분을 과하게 억제하는 것은 오히려 방광이나 신장에 무리를 줄 수 있고 요실금뿐만이 아니라 또 다른 질환을 낳을 수 있다. 물을 꾸준히 마시는 것은 요실금을 예방하는 방법이기도 하다. 방광 근육을 주기적으로 활 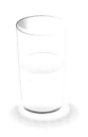 성화시켜 운동성을 확보할 수 있기 때문이다. 중요한 것은 한 번에 물을 0.5L 이상 마셔서는 안 된다는 것인데, 이는 혈액 속 나트륨 농도를 떨어뜨리며 현기증, 구역질, 두통, 경련 등의 증상을 동반할 수 있고, 방광의 운동성과도 전혀 관련 없는 행동이기 때문이다. 조금씩 나누어서 여러 모금으로 꾸준히 마시는 것이 좋으며, 야간뇨를 예방하기 위해 잠들기 4시간 전부터는 수분 섭취를 제한하자.

케겔운동

앞서 꾸준히 그 효과와 효능을 언급한 덕에 익숙한 이름일 것이다.

운동 방법은 네 번째 파트의 '2. 수술 외 치료법'에서 찾아볼 수 있으니 생략하겠다. 미리 알아둘 것은 복압성 요실금을 예방하는 운동으로, 만약 요실금의 원인이 골반저근 기능과 상관없다면 케겔운동 자체가 요실금을 막는 데 큰 효과를 주지는 못한다. 결국 골반근육을 강화시키는 운동이므로, 소변을 참듯 요도를 조이고 방광을 조여 주는 동작을 반복하면 골반저근이 발달하며 요도를 조이는 힘을 키울 수 있다. 이 동작은 임신을 앞둔 임산부가 순산하는 데에도 도움을 줄 수 있으며, 순산 후 성 기능을 회복하는 데에도 도움을 줄 수 있다. 한때는 '방중술'로 알려져 성 불감증 회복도 가능하다는 이야기도 있었으나, 아직까지 과학적 근거는 부족하다.

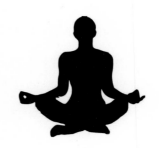

올바른 배뇨습관, 배뇨일지 작성하기

소변이 샐까봐 미리 화장실에 자주 가는 것은 방광 건강에 좋지 않다. 정상적으로는 하루에 4~7회, 한 번에 250~350cc 정도의 소변을 본다. 이보다 소변량이 적거나 2시간 이내 간격으로 소변을 본다면 요실금 증상이

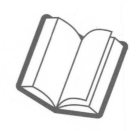

므로 병원에 내원해야 한다. 물론 자신의 패턴을 알고자 하면 배뇨 일지를 적어야 할 것이다. 그리고 6~7회 정도로 빈도가 높다 싶으면 적어도 3시간에 한 번, 1회 250cc 이상 소변을 볼 수 있도록 훈련해보

자. 너무 소변을 참는 습관이 있다면 최소 4시간 이내에 한 번은 볼 수 있도록 적절히 수분을 섭취한다. 배뇨습관만 잘 조절해도 요실금을 예방할 수 있다.

비만과 변비는 반드시 예방하자

여성 요실금의 경우 복부비만과 상당한 관련이 있다. 여성이라면 허벅지와 복부에 유난히 쌓이는 지방 때문에 골머리를 앓은 경험이 있을 것이다. 그런데 복부에 지방이 차오르면 자연스럽게 복압이 올라가고, 복압에 의해 방광이 과하게 자극된다. 이 때문에 요실금으로 이어질 가능성이 매우 크다. 이러한 이유로 복부비만이 있는 요실금 환자는 체중조절, 식이조절을 함께 진행하는 경우가 많다.

복압이 요실금을 유발할 수 있다는 사실은, 변비 또한 예방해야 한다는 말과도 같다고 하겠다. 식이조절을 하다 보면 자연스럽게 변비도 해결될 수 있기는 하다. 식이 섬유가 많이 든 음식을 먹기 때문에, 변비 증상이 사라진다. 여기에 유산균과 물 섭취에 조금 더 신경 쓰면 된다. 변비가 심하면 소변을 자주 보게 되거나 요실금이 생길 가능성이 커진다. 적당한 수분 보충으로 변비를 예방하는 것도 중요하다.

방광 자극하는 음식 금지

여기서 말하는 방광을 자극하는 음식이란, 이뇨 작용을 하는 음식을 포함하여 매운 음식, 신맛이 나는 주스나 과일류, 시럽, 꿀, 설탕 등과 같이 단 음식, 매운 음식, 가공육과 같은 짠 음식, 일부 견과류를 말한다. 어디까지나 적당히 먹어야 하는 것으로, 너무 많이 먹지 말라는 의미다. 이뇨 작용을 하는 음식에는 '카페인'이 있다. 커피, 차, 에너지 드링크 등은 탈수를 유발할 수 있고 소변을 자주 보게 하므로 피하는 것이 좋다. 신맛이 나는 음식은 대부분 산성이다. 산성도가 높을수록 방광은 자극을 받기 때문에 이 또한 요실금이 걱정된다면 적정량을 섭취해야 할 것이다. 단 음식은 왜 안 될까? 음식이 달면 인슐린 생산을 과하게 요구하는데, 그로 인해 당뇨가 유발될 수 있으며, 당뇨 또한 방광을 자극하는 원인이 되기 때문이다. 매운 음식의 방광 내벽 자극은 말하지 않아도 알 것이다. 가공육의 경우, 질산나트륨, 아질산염을 포함하고 있어 자극적이며, 아몬드, 잣, 해바라기씨를 제외한 나머지 견과류는 너무 많이 먹을 경우 지방산에 의해 자극받을 수 있으니 주의하자.

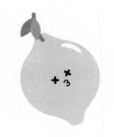

카페인, 알콜 섭취와 흡연 금지

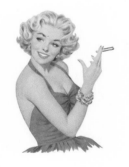

카페인은 이뇨작용과 탈수 작용을 일으키므로 주의해야 한다고 앞서서 이야기했으나, 사실 커피나 차를 마시는 것은 술, 담배를 하는 것처럼 생활습관일 가능성이 커 따로 한번 더 언급하고자 한다. 결국 생활습관 개선 이야기인데, 이는 사실 어떤 질환이든 야기하기 좋은 습관이다. 물론, '카페인이나 알코올이 건강에 도움이 될 수 있다'는 연구 결과도 있다. 그러나 그것도 어디까지나 소량으로, 혈액 순환이 불편한 사람들에게 도움이 되는 것이다. '건강에 좋다'고 착각하여 너무 많이 마시면, 당연히 건강에는 물론 방광에도 무리가 온다.

흡연은 두말할 것도 없다. 흡연은 폐, 인두, 구강, 후두, 식도, 위, 방광, 신우, 요관, 췌장 등의 암을 유발하는 원인이다. 이제는 흡연이 남성의 전유물도 아닌 시대이기 때문에 더 조심해야 한다. 흡연이 그만큼 방광을 자극하는 것이다. 이 정도까지 왔다면, 방광은 크게 고통받는 중이다. 흡연이 방광에 미치는 위험성을 꼭 숙지해야 한다.

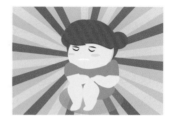

5 요실금 환자를 간병하는 방법

요실금은 환자 스스로는 물론 주변의 도움도 많이 필요한 질병이다. 이 파트를 작성하는 이유는, 아무리 걸리는 나잇대가 낮아졌다고는 해도 요실금은 노인층에서 많이 걸리는 병이다. 요실금을 앓고 있더라도 남들에게 이야기하기를 부끄러워할 수도 있고, 그렇다 보니 뒤늦게 가족들에게 밝혀지는 경우도 있다. 이러한 상황에 놓였을 때, 요실금 환자를 모시는 자녀들이 어떤 처치를 하는 것이 좋을지 모를 수 있을 것 같아 작성하게 되었다.

노인성 여성 요실금의 원인은?

요실금은 노인에서 흔한 질환이다. 그리고 본인에게는 정말 심각한 문제다. 65세 이상의 노인 중 여자 노인의 40%가 여성 요실금을 앓는다. 요실금의 이유는 일반 환자보다도 조금 복잡할 수 있다. 요실금은 방광을 지지해주는 근육의 근력 약화가 주된 원인이라는 것을 알 것이다. 그런데 노인환자는 어떤 질병에 대한 감염만으로도 방광조절이 어려울 수 있다. 또는 방광 자체의 힘이 약할 때, 신경질환을 겪을 때 조절 능력 또는 조절 의지를 상실하는 경우가 있다. 또는 각종 질환과 약물 투여가 원인이 되기도 한다. 소변에 피가 나오거나, 소변 습관에 변화, 또는 여성질환 감염 등의 증상이 보인다면 반드시 전문의를 찾아 상의할 것을 권한다.

간병 첫 단계, 요실금 증상 파악하기

비이상적인 소변증세가 하루 중 어느 특정 시간에 나타나는 것인지 확인해야 한다. 그리고 당일에 먹은 음식이 무엇이었는지 확인하여, 일시적인 현상인지 또는 이상 현상인지를 알아야 한다. 원인 파악이 중요한데, 예를 들어 소변이 마려운 것을 알지만 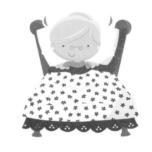 소변 볼 만한 곳을 못 찾아서 실수한 것은 아닌지, 소변에 대한 감각이 없어서 실수한 것인지 등을 알아야 한다는 뜻이다.

심리적 요인으로도 노인들은 실금하는 경우가 있다. 환경적인 변화나, 주변 변화로 인해 크게 놀란 일은 없는지 물어보는 것이 좋다. 나이가 들면 방광 근육이 약해지는 것은 당연하고, 스트레스를 받거나 깜짝 놀라서 실수하는 경우도 있을 수 있기 때문이다. 무거운 것을 갑자기 들었을 수도 있고, 웃거나 기침을 하다가 그럴 수도 있다. 나이를 감안하면 당연한 현상이나, 경미하든 심각하든 요실금 증상이니 내원은 해야 한다.

병리적 요인이면 조금 더 문제가 심각할 수 있다. 고열을 동반한 실금인 경우 감염 증세에 해당한다. 또는 신경증에 의한 요실금인지도 확인해야 한다. 특정 장소에 가면 일을 보고 싶은 욕구가 든다거나, 장소를 혼동하여 화장실인 줄 알고 일을 본다거나 하는 경우도 있을 수 있다. 이 경우는 소변을 못 가린 것을 인지하지 못하거나, 나중에 깨닫고 부끄러워하기도 한다.

간병 두 번째 단계, 요실금 환자 배뇨시간 체크!

일정 시간을 지켜 배변 활동을 하도록 도와야 한다. 우선 소변 간격을 작성한 배뇨일지가 필요하다. 요실금 증상을 파악하는 단계에서 아마 배뇨일지를 미리 써두는 것이 좋을 것이다. 이후 요실금 판정을 받았다면, 배뇨시간을 관리해야 한다. 대략 2~3시간 간격의 소변 활동을 위해 수분 섭취도 조절을 해두어야 한다. 그리고 간병하는 어르신이 요의를 표현하기 전에, 시간이 되면 화장실로 데리고 간다. 대개는 2~3시간 간격이 좋고, 취침 전 및 외출 전에는 반드시 화장실에 보내야 한다.

간병 세 번째 단계, 수분 및 음료 섭취 조절!

요실금 환자는 수분을 너무 많이 마시면 요실금이 악화되거나 야뇨증이 발생할 수 있고, 수분 섭취를 너무 줄이면 탈수증에 빠질 수 있어 조심해야 한다. 당연하지만 배뇨를 자극하는 커피나 차, 그 외 자극적 음식은 제한해야 한다. 요실금 환자, 특히 노인 환자는 입으로 들어

가는 대부분을 조심해야 한다.

간병 네 번째 단계, 화장실은 신속하게!

언제나 화장실을 빨리 갈 수 있도록 배려해야 한다. 침상 옆에 이동식 변기를 준비하면 좋다. 되도록 화장실까지 이동하는 길에는 장애물이 없도록 해야 한다. 요실금 환자가 혼자 기거한다거나 밤에 갑작스레 이동해야 하는 상황이 발생할 수 있다. 이때는 화장실의 불을 켜두는 것도 도움이 된다.

옷도 가능한 빨리 벗을 수 있는 것을 입어야 한다. 바지도 허리띠나 단추가 있는 옷보다는 고무줄로 된 옷이 좋고, 바지보다는 치마가 좋다. 만약 밖에서 옷에다 소변을 보았다면, 되도록 수치심이 들지 않도록 해주어야 한다. 어르신들은 자녀 앞에서 망가진 모습을 보이는 것을 극도로 두려워한다. 괜찮다고 안심도 시켜드리고, 프라이버시가 유지될 수 있도록 남들 눈에 띄지 않는 곳에서 옷을 갈아입도록 도와드려야 한다.

간병 다섯 번째 단계, 기저귀

웃거나 기침을 하는 등 복압이 올라갈 때 소변을 지린다면, 요도괄약근의 힘이 약해진 것으로 치료를 받으면 개선될 수 있다. 그리고 이때는 기저귀를 사용하는 것이 좋다. 보통 기저귀는 요의를 느끼지 못하거나 느껴도 아차 하는 경우라고 볼 수 있다. 뇌졸중의 후유증으로 편마비 등이 있거나 뇌, 신경계의 장애에 의해 방광의 기능이 장애가 있는 경우, 요도, 방광 등의 질병이 있는 경우가 그 예다.

무엇보다 기저귀를 착용하게 되면 노인 환자의 심리적 상태가 걱정이다. 이때부터는 수치심을 상실하고 그나마 '소변이 마렵다'고 보내던 신호를 더 이상 표현하지 않으려고 할 수 있다. 혹은 그러한 능력이 없을 수도 있다.

간호하는 입장에서 기저귀는 어느 정도 안심을 하게 만드는 장치가 되어버리기도 한다. 사실 타인의 오줌을 받아낸다는 것이 쉬운 일은 아니기 때문이다. 노인이 배설을 특별한 신호 없이 행하는 것에 무관심해져서는 절대 안 된다. 그러면 더욱 환자의 감정 표현과 지적기능을 떨어뜨리는 결과를 만든다.

따라서 기저귀를 사용할 때는, 정말 신중하게 고려하고, 충분한 관심과 배려를 가져야 한다. 기저귀를 착용하기 전에, 기저귀를 하는 이유와 격려의 말을 반드시 하고 젖으면 즉시 알려야 한다고 안내해야 한다. 착용 후에는 기저귀가 삐져나오지 않도록 주의하고, 사타구니 압박, 엉덩이 쪽의 기저귀 주름 등을 확인하여 불편함이 없도록 해야 한다.

간병 여섯 번째 단계, 음부를 깨끗이 할 때

수치심을 안길 수 있는 행위를 할 때는 정말 조심해야 한다. 음부를 씻어줄 때 잘 설명하여 거부감이 들지 않도록 하는 것이 우선이다. 음부는 항문에 가까운 부위이므로 세균이 증식하기 쉽고 또 분비물로 늘 습하여 청결을 유지하는 것이 어려울 수 있다. 관리를 서로 편하게 할 수 있어야, 악취, 가려움증, 염증, 감염증 등을 예방할 수 있다.

음부의 관리 과정은 다음과 같다. ① 노인의 허리 아래로 비닐과 수건을 깔아준다. ② 노인의 무릎을 세운 후 변기를 받친 후 주전자나 용기에 미온수를 넣고 음부에 물을 붓는다. ③ 비누와 작은 수건을 사용하여 위에서 아래로 닦아 내린다. 같은 면으로 두 번 닦아서는 안된다. 감염을 미연에 방지하기 위함이다. ④ 다 닦은 다음에는 변기를 꺼내고 깨끗한 마른 수건으로 물기를 닦는다. ⑤ 드라이어를 이용하여 말리는 것도 좋다. 30cm 이상 떨어져서 손으로 가리고 위아래를 조절하면서 말린다.

———

4장에서도 가장 마지막 장에서, 요실금을 집에서 관리할 수 있는 방법에 대해 알아보았다. 병원을 방문하고 치료를 받는 것은 두말할나위 없이 중요하다. 그러나 사정이 어려운 분들도 있을 것이며, 애초에 요실금인지 가늠해보는 것을 어려워하는 분도 있을 것이다. 또한 무엇보다도 예방과 관리, 자가진단은 병원을 방문하기 전 필수 체크 사항이다. 그럼에도 이 과정을 혼자 할 수 없는 여성 노인 환자분들도 있을 것이다. 이러한 환자가 주변에 있다면, 수치심이 들지 않도록 하는 배려와 도움이 필요하다. 그리고 요실금 치료 이후에도 꾸준한 관리와 간병이 유지될 수 있도록 돕는 것이 중요하다.

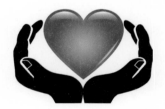

여성만이 아는 섬세한 여성의 몸과 마음

신비롭도록 섬세한 여성의 몸과 마음

여성의 몸은 정말 신비하다. 남성과 생물학적으로 어쩔 수 없는 간극이 있다. 외형에서부터 그 차이는 명확히 드러난다. 골격의 구조, 근육과 지방의 분포 등 특유의 느낌이 있다. 풍만한 가슴, 부드러운 지방층이 형성되는 허벅지와 배 등은 여성호르몬의 영향력이다. 여성호르몬의 변화는 여성의 심리와 감정에도 영향을 주는데, 여성이 남성보다 더 섬세하고 예민하다고 일반화할 수 있는 것도, 이러한 호르몬적 기질 때문이다.

여성호르몬은 '에스트로겐'이라고 한다. 이는 여성에게만 나오는 것이 아니라, 남성에게도 나온다. 여성 또한 남성 호르몬인 '테스토스테론'이 분비된다. 남성, 여성을 가르는 것은 이 호르몬 중 어느 쪽이 우세하느냐의 차이다.

에스트로겐 분비가 활성화되면, 상상력이 풍부해지고, 말재주가 탁월하며, 직관적이다. 하나의 맥락을 이해하고, 전체를 통합적으로 보는 사고를 하게 된다. 사람과 교류할 때, 몸짓, 자세, 표정, 말씨, 목소리의 높낮이 등을 파악하기 더욱 쉬우며, 생각을 읽어내고 감정에 적절하게 반응하는 기질이 극대화된다. 아마도 산부인과를 찾는 여성 환자들이 여의사를 선호하는 것은 '이러한 이유'일 것이다. 조금이라도 더 공감받고 싶고, 이해받고 싶고, 자신의 아픔에 민감하게 대처해주기를 바라기 때문이다.

의사라면 그럴 수 있다는 점을 이해해야 한다. 특히나 부인과 질환은 심리적 영향을 많이 받는다. 신체만이 심리에 영향을 주는 것이 아니고, 심리 또한 신체에 영향을 끼친다. 예민한 부위일수록 그 영향력이 강하다. 아직 '뇌'에서 시냅스를 타고 생각이 전달되는 과정에서 어떠한 화학작용이 그 영향을 만드는지까지는 밝혀진 바 없다. 그러나 결과론적으로 보았을 때, 우리는 '의지가 병을 낫게 하는 사례' 등을 간혹 만나기도 한다. 대표적인 것이 '플라세보 효과' 아닌가. 이러한 이유로, 여성 환자의 심리적 안정을 절대적으로 우선시하고, 혹여 진료 과정에서 불편감을 주는 일은 없도록 하는 것이, 특히나 산부인과 의사로서 가져야 할 사명감이다.

예민한 방광도 여성전문가와 함께라면⋯

앞에서는 '심리적 예민함'에 대해 이야기했다면, 이번에는 '신체적 예민함'에 대해 잠시 얘기하려고 한다. '신체적 예민함'은 성격이 예민한 것과는 다른 문제다. 타고난 몸이 예민한 사람들이 있다. 이유 없이 갑자기 몸이 아프다거나, 감각 기관의 반응이 과하다거나, 스트레스를 받으면 머리가 유난히 아픈 것, 또 전자기기를 오래 사용했더니 몸에 열이 오른다거나, 긴장하면 실력이 나오지 않고, 또는 대소변이 마려워지는 현상 등등, 이런 반응이 모두 신체의 민감도다. 사람은 사람마다 신체적 민감도가 다르고, 상황에 따라 또 민감도의 차이가 있다.

'제정신이 아니라 스트레스로 정신과 상담까지 받는다'는 것은, 신체적으로도 이상 반응이 나타났다는 것이다. 이처럼 상황이나 생각의 영향으로 인해 신체적으로 민감한 반응이 오는 사람들이 있다. 주변에서도 이러한 반응에 대해, '나는 아닌데?'라며, '유난이다, 별종이다, 꾀병이다'하는 둔감한 표현으로 상처를 주어서는 안 된다. 환자 스스로가 잘못되었다고 옥죄는 생각만큼 더욱 병을 키우는 방법도 없다. 환자는 자신의 신체적 반응에 대해 더욱 민감하게 대처해야 하고, 불편한 상황이 있다면 가능한 선에서 스스로 편한 상황으로 바꾸어 주는 것이 가장 효율적이다.

또 신체 부위별로도 당연히 더욱 약한 부위가 있다. '방광'이 대표적이다. 방광은 소변을 저장하고, 소변을 배출하는 두 가지 기능을 한다. 그런데 이러한 기능은 신경계의 영향을 받는다. 그래서 신경체계에 혼란을 주거나, 장애가 생기게 되면 소변 배출에도 영향을 끼치게 된다.

대표적 사례가 바로 6세 이하 아동의 야뇨증이다. 야뇨증의 원인이야 여러 가지가 있을 수 있지만, 그 요인에는 정신적·심리적 요인도 포함되어 있다. 아이가 밤마다 쉬를 싼다고 해서 혼을 내거나, 엄격하게 대하여서 행동을 고치려고 해서는 안 된다. 오히려 그로 인해 생기는 긴장감이 야뇨증을 더욱 악화시킬 수 있다.

요실금도 마찬가지다. 아이를 포함하여, 여성, 특히 노인 여성은 더욱 신체적으로 연약하고, 심리적 요인에 의해 좌우될 가능성이 크다. 여성은 남성에 비해, 노인은 성인에 비해 근육 등이 약하다는 구조학적 요인도 있겠지만, 심리적 이유로 과민성 질병에 노출될 확률도 높다. 과민성방광으로 인해 여성 요실금 증상이 나타나기도 하니 말이다.

그러므로 산부인과 의사 입장에서는 더더욱 세심하게 진료해야 한다. 병원에 방문하는 순간부터, 진찰을 받고, 병원 밖을 나설 때까지, 그리고 다음 내원일까지 누구보다 섬세한 여성 환자에게 신경을 쓰는 것은 당연한 일이다. 여성의 몸을 다루는 의료계에 종사하고 있다면, 여성이니 당연히 여성 의사를 찾을 것이라는 안일한 생각을 할 것이 아니라 그보다는 왜 여성 환자가 여성 의료진을 찾는지, 이 지점을 고민해야 할 것이다.

　이러한 이유로 책을 쓰면서, 개인적으로 가지고 있던 작은 사명감이 있었다.

　30년 간 여성의 몸을 들여다본 전문가로서, 요실금을 앓는 여성들의 마음의 짐을 덜어주고자 하는 마음이 있었다. 사회적인 이유로, 개인적인 이유로 병이 있음을 밝히지도 못하고 끙끙 앓는 환자들을 보며 나는 항상 마음이 아팠다. 사람은 작은 차이 하나로 병증이 빨리 호전되기도 하고, 더 늦어지기도 한다. 때로는 더 악화되어 손쓸 수 없는 경우도 있다. 예민한 부위일수록 더욱 그러하다. 여성 환자들이 당당하게 병을 드러내고, 당당하게 치료할 수 있는 날이 올 때까지 노력하고 싶다.

　앞으로 남은 의료인으로서 삶을, '여성 심리까지 보듬는 산부인과 의사'가 되어, 치료에 정진하며 보내고 싶은 것이 나의 소망이다.